LA VIE AUX DÉSE[RTS]

LES

MALADIES de POITRINE

ET DES

VOIES RESPIRATOIRES

(TUBERCULOSE, PHTISIE,

BRONCHITE, EMPHYSÉME, CATARRHE. ASTHME, OPPRESSION, ETC.)

GUÉRISON

PAR LE

TRAITEMENT

DE

MARTIN TOMS

Expert-Chimiste
Professeur de Bactériologie à l'Institut des Hautes-Études
de Belgique
Officier de l'Académie internationale des Sciences médicales

28ᵉ ÉDITION FRANÇAISE REVUE ET AUGMENTÉE

GUÉRISON

DES

MALADIES DE POITRINE

ET DES

VOIES 'RESPIRATOIRES

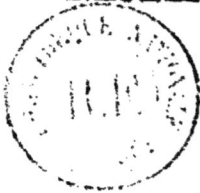

LA VIE AUX DÉSESPÉRÉS

LES

MALADIES de POITRINE

ET DES

VOIES RESPIRATOIRES

(TUBERCULOSE, PHTISIE,

BRONCHITE, EMPHYSÈME, CATARRHE. ASTHME, OPPRESSION, ETC.)

GUÉRISON

PAR LE

TRAITEMENT

DE

MARTIN TOMS

Expert-Chimiste
Professeur de Bactériologie à l'Institut des Hautes-Etudes
de Belgique
Officier de l'Académie internationale des Sciences médicales

28e ÉDITION FRANÇAISE REVUE ET AUGMENTÉE

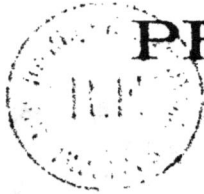

PRÉFACE

*Les affections des bronches et notamment la tuberculose,
ce terrible fléau qui fait en France une moyenne de 150.000
victimes par an, ont de tout temps provoqué les recherches des médecins et bactériologistes. Nous nous y sommes
spécialement intéressé avant même la découverte des microbes et du bacille de Koch ; malheureusement, on procé-
dait alors un peu à tâtons dans la médication à appliquer,
ne sachant pas à quels ennemis l'on s'adressait. C'est
dans ces conditions que nous avons commencé à expéri-
menter notre traitement qui, pour l'époque, donnait déjà
de très brillants résultats ; mais le nombre des insuccès
était encore bien grand et cela seul suffisait pour stimuler
nos recherches.*

*La découverte du bacille nous fit faire un grand pas et
les progrès incessants de la chimie biologique appliquée à
notre médication nous furent d'un grand secours. Après
des travaux constants qu'il est inutile de rappeler ici par
le menu, et en profitant des leçons données par les insuccès
des médications vantées aujourd'hui et abandonnées demain, nous sommes arrivé à une formule idéale qui, tout
en diminuant le nombre des mauvais résultats, a pu donner
chez les autres malades des succès bien plus complets.*

*Joignez à ces recherches notre séjour prolongé dans les
hôpitaux, en qualité de professeur de bactériologie, nos
recherches personnelles comme chimiste et pharmacien sur
les principes actifs des plantes et vous aurez une idée de la
somme de travail qu'a pu coûter la formule définitive de*

notre méthode, formule que nous tenterons encore de rendre meilleure. Cependant, nous avons toujours cherché à vulgariser notre médication et aujourd'hui, nous avons le bonheur de présenter au public, un traitement rationel basé sur une longue expérience.

Le lecteur remarquera que ces remèdes n'ont pas — comme beaucoup aujourd'hui hélas ! — la prétention de guérir toutes sortes d'affections. Nous n'entendons nous attaquer qu'aux maladies de poitrine et si nous avons été astreint a nous occuper des affections de la peau et de l'intestin, c'est simplement à cause de la fréquente simultanéité de ces états morbides bien différents en apparence, mais résultant tous de l'intoxication du sang par la présence de microbes divers.

Cet abrégé est extrait de notre cours complet de médecine (pages 130-321).

Nous espérons que le lecteur appréciera sagement ce travail et qu'il voudra bien nous prêter son concours pour la propagation de ces remèdes consacrés par l'expérience et répandus dans le monde entier où l'évocation de leur nom est synomonyme d'espoir et de guérison.

Professeur MARTIN TOMS.

AVANT-PROPOS

Avant de décrire les diverses maladies de l'appareil respiratoire, il est bon que nous indiquions d'une façon succinte ce que sont les organes qui le composent et quel est leur rôle dans la vie.

L'air que nous respirons est composé en grande partie d'oxygène et d'azote, ce dernier n'ayant aucune utilité. Reste l'oxygène qui est la partie fondamentale de notre vie. On peut, à la rigueur, vivre un certain temps sans aliments, sans eau, et ce temps peut, en maintes circonstances, atteindre un grand nombre de jours, mais il suffit de manquer d'air pendant quelques minutes pour qu'aussitôt tous les organes fonctionnant en nous s'arrêtent et pour que toute la vie cesse.

C'est ce qui explique pourquoi, chez les personnes malades des bronches, et par conséquent chez lesquelles la respiration se fait mal, toute la vie est ralentie.

L'air contient un nombre incalculable de microbes de toutes sortes et il est même certain que le perfectionnement constant du microscope en fera découvrir d'autres que nous ne connaissons pas actuellement.

Cet air impur est filtré par les fosses nasales où il laisse la plupart des bacilles qu'il colporte ; de là il passe dans le pharynx ou arrière bouche et dans le larynx situé au commencement de la trachée-artère. La trachée se continue par les deux grosses bronches, une pour chaque poumon, et qui se ramifient à l'infini pour former les bronchioles au milieu desquelles passent les vaisseaux sanguins qui amènent le sang veineux bleuâtre. Au contact de l'oxygène ce sang veineux devient le sang rouge ou sang artériel qui est ramené au cœur pour être distribué ensuite à tout l'organisme. Il passe alors à l'état de sang veineux, est ramené au poumon pour subir l'action de l'oxygène, et ainsi de suite.

On peut donc dire que le poumon est le principal organe de la vie et que l'oxygène est bien l'élément le plus indispensable à notre existence.

PREMIÈRE PARTIE

LES
MALADIES DE POITRINE

ET DES

VOIES RESPIRATOIRES

CHAPITRE I

Leurs Signes distinctifs, leurs Causes

Les principales maladies de la poitrine et des voies respiratoires qui peuvent atteindre le genre humain sous nos climats sont :

1° Les Bronchites ;
2° L'Asthme ;
3° La Pneumonie ;
4° L'Emphysème ;
5° La Tuberculose ou phtisie (1) ;
6° La Pleurésie ;
7° La Laryngite.

La plupart de ces maladies sont caractérisées par les crachats ou expectorations. Ces affections très fréquentes peuvent n'être que bénignes ; mais en bien des cas, elles

(1) On réserve le nom de phtisie à la tuberculose à marche rapide appelée pour cela : phtisie galopante.

atteignent une telle gravité que les statistiques nous montrent que deux personnes sur cinq meurent de ces maladies.

Ces expectorations peuvent se produire sous trois formes différentes : 1° sous la forme ronde, aspect gluant, jaune, surnageant sur l'eau, quelquefois mêlées de sang, ne présentant au microscope aucune structure des cellules du poumon ; c'est l'expectoration de la bronchite, du catarrhe, de l'asthme ; 2° sous la forme de petites perles grisâtres, parfois noirâtres qui, la plupart du temps, sont attachées l'une à l'autre par groupes de quatre ou cinq et sont souvent chassées par la bouche en éternuant ou en toussant légèrement, elles présentent sous le microscope la structure des cellules du poumon et tombent lentement au fond de l'eau, c'est l'expectoration de la Tuberculose ; 3° Sous forme de grosses expectorations caséiformes, jaunes, blanchâtres, verdâtres, d'une odeur puante, parfois sans odeur, mêlées de sang, présentant la structure des cellules du poumon, tombant brusquement au fond de l'eau, c'est le crachat de la phtisie galopante.

Nous étudierons d'abord les différents caractères de ces maladies de manière à les distinguer ; puis nous passerons au traitement à appliquer.

BRONCHITE AIGUE

La bronchite est, à proprement parler, l'inflammation de la muqueuse des bronches. Légère, elle prend le nom de *rhume de poitrine* ou simplement *rhume*.

Elle résulte généralement d'un refroidissement brusque et c'est dans les saisons pluvieuses qu'elle se rencontre le plus souvent. Elle provient aussi très fréquemment d'un coryza ou rhume de cerveau. On la rencontre toujours avec la rougeole et la grippe. On admet généralement que le froid agit en favorisant la propagation des microbes qui existent constamment dans les poussières respirées et vivent à l'état latent dans le nez ou la gorge.

La bronchite débute par un mal de tête violent, un picotement insupportable à la gorge, de l'enrouement, de la courbature et des douleurs des articulations. L'appétit disparaît en même temps que la langue devient blanche. Le malade éprouve ensuite une sensation de chaleur et de sécheresse de la poitrine et un grand abattement. Survient alors le besoin fréquent de tousser, besoin provoqué par les inspirations, la parole, le froid, le moindre mouvement.

La toux, sèche au début, se produit par quintes qui font rougir la face et quelquefois provoquent l'émission involontaire de l'urine. L'expectoration est peu abondante et difficile au début. Les crachats sont d'abord transparents, clairs, puis jaunes et troubles ; la toux devient grasse et les crachats jaunes verdâtres se détachent facilement. Il n'est pas rare de voir dans les crachats des filets de sang.

Le malade a toujours un peu de fièvre, de la transpiration, des frissons. La respiration souvent pénible est très bruyante, sonore et les personnes de l'entourage en perçoivent nettement le sifflement. La bronchite aiguë se termine en général par la guérison ; mais la répétition peut provoquer la bronchite chronique et la tuberculose.

La bronchite capillaire présente les mêmes symptômes mais avec plus de gravité. Comme son nom l'indique, elle affecte les petites bronches. Elle atteint principalement les enfants dans la rougeole et le croup.

BRONCHITE CHRONIQUE

Encore appelée catarrhe. C'est l'inflammation chronique de la muqueuse des bronches. Elle succède généralement à des rhumes répétés ou à plusieurs poussées de bronchite aiguë ; mais dans maintes circonstances, elle existe sans ces causes apparentes, notamment chez les rhumatisants, les goutteux, etc. Elle est aussi déterminée par l'absorption de certains produits chimiques : iode, iodures, bromures ou par la respiration de vapeurs irritantes, gaz, etc.

Le principal symptôme est la toux très pénible et quinteuse qui survient au moindre froid. La face se congestionne, les veines sont dilatées et le malade asphyxie littéralement.

L'expectoration est visqueuse, très abondante en général et peu facile. La respiration est sifflante, très fréquente et extrêmement pénible. Il n'y a pas de fièvre habituellement.

Les complications à craindre sont l'emphysème, la dilatation du cœur, la bronchite fétide et surtout la tuberculose qui en est la terminaison presque fatale. La bronchite fétide est caractérisée par la fétidité de l'haleine et l'odeur désagréable des cachats.

ASTHME

Héréditaire et d'origine nerveuse, l'asthme n'apparaît guère qu'après 45 ans. Il est nettement caractérisé par la contraction spasmodique des muscles qui produisent l'inspiration.

En dehors des accès, le malade tousse et crache le matin. Les crachats sont épais, mousseux, jaunes ou verts ; l'asthmatique ne peut dormir que sur plusieurs oreillers ; souvent même il lui est impossible de se coucher et il vit dans un fauteuil.

Avant l'accès, le malade est généralement fatigué, incapable de tout travail ; il sent venir la crise qui se déclare habituellement au milieu de la nuit. L'air lui

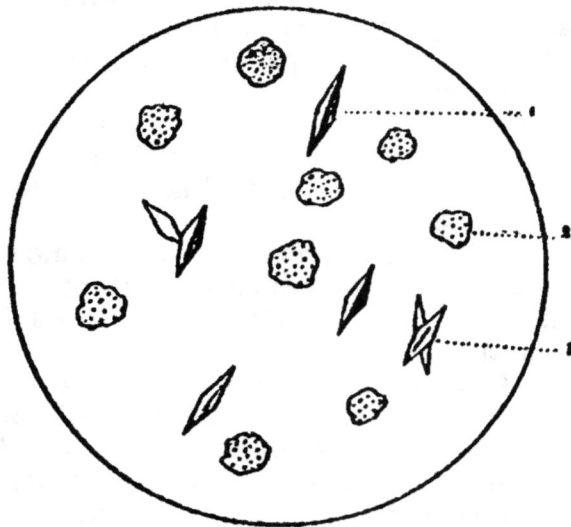

Fig. 1. — Crachat d'un asthmatique.

1 et 1'. Cristaux de Charcot-Leyden. — 2. Cellules éosinophiles.

manque et. en proie à l'angoisse, il cherche à ouvrir la fenêtre mais ne trouve aucun soulagement. Il change fréquemment de place trouvant une amélioration de bien courte durée et il prend ainsi les attitudes les plus bizarres. La figure est pâle, couverte de sueur.

Peu à peu, l'oppression diminue ; une petite expectoration se produit et le calme est alors obtenu. Le malade s'endort pour se réveiller le lendemain courbaturé et brisé de fatigue.

L'accès peut durer d'une demi heure à trois heures, avoir lieu le jour plutôt que la nuit et enfin ne pas présenter tous les symptômes ci-dessus. Il alterne souvent avec des crises de sciatique, des poussées d'eczéma, d'urticaire, etc.

Les complications à craindre sont, en premier lieu, la tuberculose, puis viennent les affections cardiaques provoquées par le surmenage du cœur.

L'asthme des foins est provoqué par la respiration du pollen des herbes et se montre au printemps seulement.

COQUELUCHE

Maladie épidémique et très contagieuse caractérisée par une toux convulsive, la coqueluche atteint surtout les enfants de 2 à 5 ans.

Elle débute par une bronchite légère pendant laquelle la voix devient rauque et le nez coule. L'enfant a l'aspect triste, maussade. Paraissent ensuite les quintes caractéristiques pendant lesquelles la face est violette. Durant la quinte, chaque inspiration est très sonore et le bruit produit permet de ne pas confondre la coqueluche avec une autre affection.

Les quintes deviennent de plus en plus rares et se rapprochent peu à peu de la toux ordinaire ; mais elles peuvent durer aussi pendant des mois.

PNEUMONIE OU FLUXION
DE POITRINE

C'est une inflammation aiguë des poumons ou plus exactement du tissu pulmonaire, provoquée par un microbe spécial : le pneumocoque. Elle survient à tout âge par suite du froid et elle peut être contagieuse. Elle se rencontre plus souvent chez l'homme que chez la

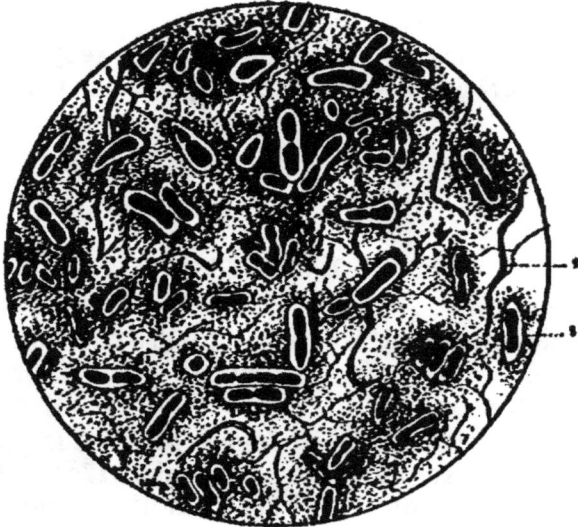

Fig. 2. — Crachat dans la pneumonie avec pneumocoques.
1. Fibre du poumon. — 2. Pneumocoque.

femme. Elle débute par un grand frisson suivi de fièvre, de toux avec oppression et de courbature et enfin survient un point de côté violent. Les crachats sont visqueux, très adhérents, de couleur brique. Le malade ne peut parler, car il doit s'arrêter à chaque mot pour reprendre haleine.

EMPHYSÈME

L'emphysème est généralement provoqué par toutes les affections chroniques du poumon et des bronches.

Le malade est d'abord essouflé au moindre mouvement, à la marche, à la montée, puis l'oppression devient plus fréquente et persiste continuellement.

Le poumon perd peu à peu sa souplesse. Les symptômes sont à peu près les mêmes que ceux de la bronchite chronique.

TUBERCULOSE PULMONAIRE OU PHTISIE

Cette maladie était connue depuis la plus haute antiquité, mais bien imparfaitement. On la savait cependant contagieuse, car on avait remarqué que les personnes habitant les unes après les autres la même maison, devenaient poitrinaires lorsque l'une d'elles était morte de cette affection. La certitude de cette faculté de contagion n'a été nettement reconnue que vers le milieu du siècle dernier.

La tuberculose en général, est une maladie infectieuse et contagieuse provoquée par un microbe : le bacille de Koch, ainsi nommé du nom du célèbre clinicien qui le découvrit en 1882. Ce bacille a toujours été rencontré en quelque lieu que l'on ait fait les recherches. C'est là une des raisons primordiales de la fréquence de la tuberculose. Examiné au microscope après des colorations appropriées, ce microbe a la forme d'un petit bâtonnet et mesure quelques millièmes de millimètre. On le trouve dans les crachats, dans le pus, etc.

La tuberculose peut atteindre tous les organes et on la divise en tuberculose osseuse, tuberculose ganglionnaire et tuberculose pulmonaire.

Nous ne nous occuperons que de cette dernière, de beaucoup la plus fréquente et qui provoque chaque année un nombre considérable de décès, principalement entre 16 et 35 ans. La plupart du temps, ce résultat fatal a lieu parce qu'il y a eu négligence extrême de la part des malades, car il faut bien se pénétrer de cette

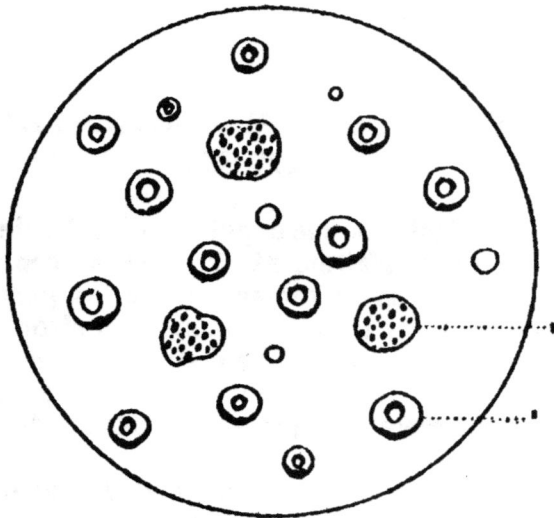

Fig. 3. — Sang normal.

1. Globule blanc. — 2. Globule rouge.

idée que la tuberculose est facilement curable et cela d'autant mieux qu'on y apporte plus tôt les soins nécessaires et qu'on se trouve plus près du début.

Les deux premiers degrés sont donc les époques où l'on peut guérir ; mais, à mesure que l'on approche de la formation des cavernes, les guérisons deviennent de plus en plus rares. Malgré cela, à ces périodes avancées, on obtient encore des succès et des rémissions de durée assez notable.

La tuberculose provient de deux causes : l'hérédité et la contagion.

L'hérédité peut être directe, c'est-à-dire que l'enfant né de parents tuberculeux peut porter en lui le bacille de la tuberculose ; ou elle peut être indirecte, c'est-à-dire préparer l'enfant à être une proie plus facile pour le bacille de Koch. On a remarqué très souvent que l'hérédité était *croisée*, ce qui signifie que les garçons seront tuberculeux si la mère l'est, alors que ce seront les filles dans le cas du père.

Toutes ces remarques ne sont pas encore bien vérifiées et la principale cause, à notre avis, est la contagion :

Contagion par les aliments, contagion par les poussières respirées, contagion par les plaies, et surtout contagion par le contact avec les tuberculeux, sont autant de moyens par lesquels nous recevons le bacille ; mais encore faut-il que celui-ci trouve un terrain favorable lui permettant de se reproduire.

Là, le rôle de l'hérédité vient en premier lieu et les enfants de tuberculeux ont à leur actif la meilleure chance d'être tuberculisés.

Viennent ensuite les mauvaises conditions hygiéniques : manque d'air, excès de travail, alimentation insuffisante, les excès de boisson, de tabac, les affections de l'estomac, le diabète, les maladies nerveuses, le chagrin, la misère, les professions où l'on respire beaucoup de poussières, qui sont les causes les plus communes. Par contre, le rhumatisme arrête le développement de la tuberculose, à tel point que ces affections coïncident rarement.

La tuberculose pulmonaire comprend trois périodes : période de début ou premier degré, période de ramollissement ou deuxième degré et enfin période des cavernes ou troisième degré.

Première Période. Une petite toux sèche, survenant le matin et se répétant quelquefois dans la journée attire d'abord l'attention et, malheureusement, on n'y prête qu'une oreille bien indifférente disant toujours : cela passera ! c'est une toux nerveuse ! etc.

Cette toux augmente insensiblement provoque quelque-

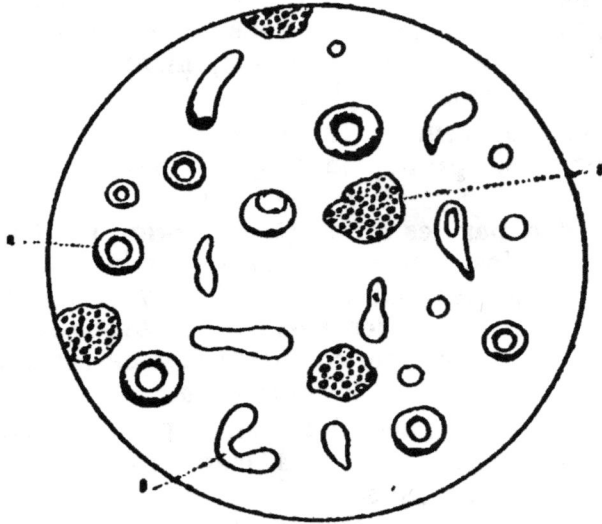

Fig. 4. — Sang de tuberculeux.
1. Globule blanc. — 2. Globule rouge. — 3. Globule déformé.

fois le rejet des aliments quand elle se produit après les repas.

Les crachats sont d'abord insignifiants mais augmentent peu à peu. Ils sont grisâtres, perlés, réunis souvent à 4 ou 5.

Le malade est fréquemment oppressé. Puis l'état général baisse : la physionomie, qui d'abord pouvait paraître meilleure et plus fraîche que chez une personne bien portante, prend une teinte jaune verdâtre ; l'amaigrissement se produit peu à peu, la fièvre se montre quelquefois le soir après une légère fatigue. Les règles sont supprimées chez la femme. Les sueurs apparaissent durant la nuit. C'est alors qu'un beau jour survient un crachement de sang ou hémoptysie. Tantôt ce ne sont que des crachats teintés de sang, tantôt le sang est rendu par gorgées, avec ou sans toux. Il peut n'y avoir qu'une hémoptysie de même qu'elle peut se répéter fréquemment. Il n'est même pas rare d'en voir tous les mois chez les tuberculeuses dont les règles sont supprimées. Elle peut également ne pas avoir lieu et bien des tuberculeux n'ont jamais craché de sang.

La respiration est généralement encore bonne, car la gêne ressentie quelquefois ne dure pas longtemps c'est même là ce qui fait dire à beaucoup de médecins : « vous n'avez rien ! vous n'avez aucun traitement à suivre ! »

On remarque que le mouvement respiratoire paraît venir plus profondément de la poitrine qu'auparavant. L'appétit commence à diminuer mais d'une façon irrégulière.

Nous arrivons alors à la deuxième période et au ramollissement.

Deuxième Période. L'amaigrissement est devenu inquiétant et le malade est fatigué. Les crachats deviennent purulents, épais, de forme arrondie comme une pièce de monnaie. Ils contiennent en nombre considérable le bacille de Koch et divers autres microbes.

La voix est plus retentissante, de même que la toux.

Troisième Période. Les symptômes qui restent les mêmes que précédemment n'en sont qu'une aggravation.

On entend souvent, quand le malade respire, un gar-

gouillement semblable à celui de bulles d'air à travers
de l'eau.

L'oppression et la toux augmentent. Les crachats
deviennent plus abondants ce qui a fait dire que le
malade expectore ses poumons.

Si une hémorragie survient alors, elle est foudroyante

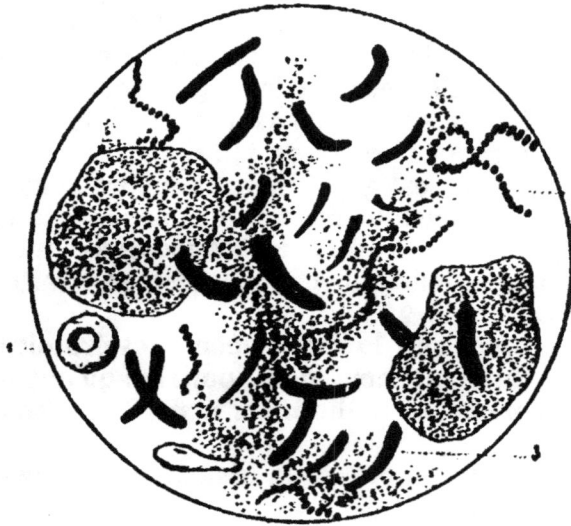

Fig. 5. — Crachat de tuberculeux avec bacilles de Koch.
1. Globule sanguin. — 2. Streptocoque. — 3. Bacille de Koch.

à cause de la rapidité avec laquelle elle se produit et de
la quantité de sang qui est perdue.

La fièvre est quotidienne, plus grande le soir que le
matin.

Les sueurs nocturnes sont abondantes et provoquent
l'épuisement du malade déjà bien amaigri. La face
devient entièrement pâle et les lèvres sont violacées.

La diarrhée est fréquente à cause de l'infection de l'intestin par le bacille de Koch ; les jambes et le ventre enflent et s'il survient la moindre complication, le malade considérablement déprimé, ne peut résister.

PLEURÉSIES

Sèches, purulentes, hémorragiques ou tuberculeuses, les pleurésies sont caractérisées par une inflammation de la plèvre ou sac qui enveloppe les poumons et les sépare du thorax.

Elles sont provoquées par des affections pulmonaires (pneumonie, abcès, tuberculose, etc.,) par le froid, par la grippe, le rhumatisme, la scarlatine, la rougeole, et elles sont dues à la présence dans la plèvre de divers microbes dont les principaux sont le streptocoque et le pneumocoque.

La pleurésie débute habituellement par des frissons, par un point de côté au niveau du sein, par une toux sèche qui augmente cette douleur et par de l'oppression. Il y a toujours de la fièvre.

La pleurésie peut devenir chronique, mais, en général, elle dégénère plutôt en lésion tuberculeuse si le malade ne veille pas dès son rétablissement au maintien d'un excellent état général, et surtout s'il y a persistance de douleurs au niveau du point atteint.

LARYNGITE

Aiguë ou chronique, cette maladie affecte la muqueuse du larynx, organe qui produit les sons.

La laryngite aiguë ou enrouement est provoquée par le froid, par un rhume de cerveau, par l'excès de parole ou de chant, par la respiration de vapeurs caustiques. Elle débute par l'extinction de la voix, par un picotement de la gorge, sensation qui provoque un peu de toux sans crachats. La voix devient rauque, il n'y a pas d'oppression, pas de douleur à la déglutition des aliments. Le fond de la gorge est rouge, couvert de granulations ou ulcéré.

La laryngite chronique fait suite à la précédente et provient des mêmes causes. Les symptômes en sont les mêmes.

La laryngite tuberculeuse ou tuberculose laryngée coïncide presque toujours avec la tuberculose pulmonaire. Rare chez les enfants et les vieillards, elle est fréquente de 20 à 30 ans. Elle atteint l'homme plutôt que la femme. Elle a à peu près les mêmes symptômes que la laryngite simple mais il peut y avoir un peu de douleur en avalant les aliments. La voix est également altérée, la toux est violente et il y a un peu d'oppression.

Les principaux organes de la poitrine
et de la circulation du sang constituant le foyer de la vie

1. — Le larynx ou commencement de la trachée-artère par où passe tout l'air que nous respirons. Cet organe qui produit la voix peut devenir le siège de la *Laryngite*;

2. — Endroit où la trachée-artère se divise en deux

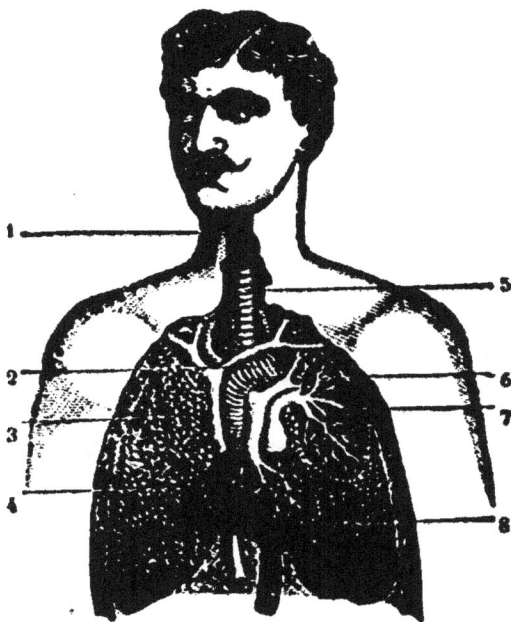

Fig. 6.

D'après l'examen fait au rayon X, d'un jeune homme de 26 ans atteint de la tuberculose, et guéri il y a plusieurs années par notre méthode, marié et pères de trois enfants vigoureux.

autres conduits qui porte le nom de *Bronches* et qui se divisent à leur tour en d'autres de plus en plus petits ; quand ces bronches sont irritées ou enflammées, elles provoquent une toux violente ; cette inflammation ou maladie porte le nom de *Bronchite*, quand les petites bronches ou bronchioles sont atteintes, la bronchite ordinaire peut donner naissance à l'*asthme*, à la *bronchite capillaire* et à l'*emphysème* ;

3. — Le poumon droit à l'état sain ;

4. — Le cœur ;

5. — La trachée-artère ;

6. — L'artère pulmonaire ou grand vaisseau par où passe tout le sang noir bleuâtre, pour pénétrer ensuite dans les poumons, afin d'y subir l'action chimique de l'air que nous respirons : par cette action, le sang noir devient le sang rouge lequel est le seul fluide du corps qui entretient nos organes en leur donnant constamment de nouvelles forces et le teint rose ; quand les poumons sont malades, la transformation du sang noir en sang rouge n'est plus normale et on voit le sujet perdre petit à petit sa couleur rose pour devenir jaunâtre ;

7. — La veine pulmonaire gauche, avec ses ramifications, qui peuvent devenir le siège des crachements de sang ;

8. — Le poumon gauche consommé en partie du côté supérieur par les *bacilles* ou *microbes*, chez un jeune homme de 26 ans, atteint de tuberculose (phtisie), mais arrêté dans sa destruction et complètement guéri par le traitement Martin Toms.

CHAPITRE II

Les remèdes

Tous les jours ou peu s'en faut, apparaît un nouveau traitement des maladies des voies respiratoires et surtout de la tuberculose, celle-ci étant l'aboutissant fatal de toutes les autres. Tous, hélas, après avoir été vantés à qui mieux mieux, n'apportent que désillusion et découragement. Aujourd'hui c'est un ferment qui apparaît et, avant même qu'on ait pu en contrôler les effets, il sera abandonné pour un sérum découvert demain et ainsi de suite.

Qui ne se rappelle l'engouement qui a eu lieu pour la créosote et le gaïacol lorsqu'on eut trouvé que, — dans les laboratoires — ils détruisaient le bacille de Koch ! Certes ils le tuent ; mais, effet plus funeste encore, ces produits caustiques détruisent aussi la muqueuse stomacale au point que tous ceux qui ont été soumis à un traitement créosoté un peu prolongé, ne peuvent plus supporter la moindre alimentation.

Qui ne se rappelle les désillusions que donna la tuberculine de Koch !

Et encore est-ce là une méthode qui offre certains avantages et qui sera peut-être le traitement idéal de l'avenir !

Qui ne se souvient de la découverte de la tulase et des milliers de malades tuberculeux qui croyaient voir là la guérison et qui, hélas ! n'eurent comme résultat qu'un découragement plus profond.

On a cru aussi pendant un certain temps qu'un régime

hygiénique et alimentaire pouvait suffire pour guérir les affections chroniques des bronches et des poumons. Avec cette théorie, on est malheureusement resté très souvent impuissant et on n'a pu obtenir que des guérisons de malades au début et très peu gravement atteints.

Le bacille de Koch existant à peu près partout et ne demandant toujours qu'à infecter nos organes, il fallait trouver des substances capables d'arrêter son développement et d'enrayer sa propagation en donnant à nos organes et à notre sang une vigueur plus grande et une résistance plus parfaite aux attaques de ce microbe.

Il y avait à notre disposition des produits chimiques très actifs ; mais cette activité se manifestait non seulement sur les microbes mais aussi sur notre organisme qu'elle atteignait gravement. Tel est le cas pour les produits habituellement employés : créosote, gaïacol, iode, tanin, arsenic, etc., qui ont provoqué des accidents innombrables.

Pourquoi, dès lors, ne pas chercher parmi les vieux remèdes, puisque nos ancêtres ne se soignant qu'avec des plantes comptaient parmi eux moins de tuberculeux qu'aujourd'hui.

C'est là l'idée qui a guidé nos premières recherches. Nous avons réuni des plantes dont certaines sont bien communes et souvent bien peu utilisées et nous avons cherché à isoler leurs principes actifs, non pas comme on le faisait autrefois en préparant des sirops, des tisanes, etc., mais bien en extrayant ceux de ces principes qui seuls avaient une propriété calmante ou microbicide.

Là, alors plus d'action nocive sur l'organisme, plus d'impossibilité de se soumettre longtemps au régime nécessaire. Mais, dira-t-on. l'activité est moins grande ! Certes elle n'est pas à comparer à celle de produits chimiques qui détruisent tout ; mais elle est bien suffisante et nous n'en voulons pour preuves que les guérisons obtenues chez les malades qui ont compris que la tuberculose et toutes les affections chroniques ne pouvaient être améliorées et guéries que par des soins assidus.

Les plus communes parmi les plantes que nous avons étudiées sont les suivantes :

La figure 7 représente le *Baumier du Canada* (*Abies Balsamea*). C'est une espèce de sapin dont on retire une sève spéciale d'une composition très complexe,

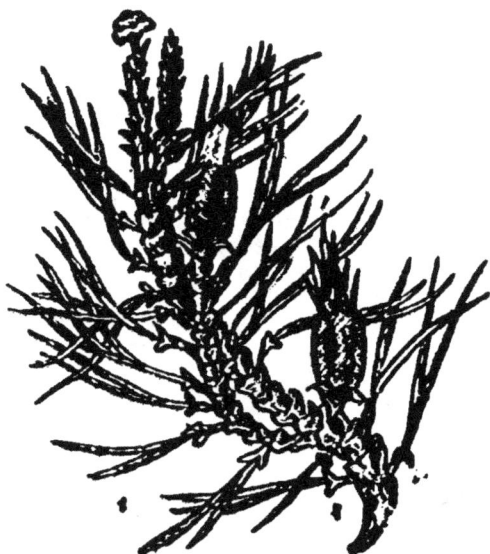

Fig. 7. — Baumier du Canada.
(Abies Balsamea.)

et dont on doit extraire les huiles volatiles et les éthers avant de pouvoir l'utiliser. opération très délicate pour laquelle nous avons dû perfectionner un appareil spécial à haute pression qui nous permet d'enlever ces corps volatils sans nuire aux principes actifs.

Les Canadiens s'en servent sous forme de boisson hygiénique, mais éprouvent les inconvénients d'un médicament qui renferme sous cette forme des éléments nuisibles, n'étant pas purifié comme nous venons de le dire.

La figure 8 est le *Thym-Serpolet (Thymus-Serpyllum)*, toute petite plante très aromatique à fleurs rosées qui croit le long des talus arides et exposés au soleil. Cette plante renferme un hydrocarbure antiseptique qui

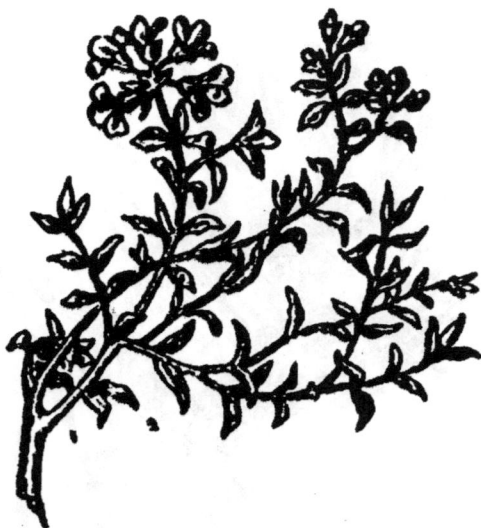

Fig. 8. — Thym-Serpolet.
(Thymus-Serpyllum.)

détruit tous les microbes de la tuberculose et de la phtisie, etc. ; nous l'appellons *Thymolène*.

Un centigramme en solution alcoolique peut détruire 5.000 microbes. *(Etude sur les antiseptiques Martin Toms*, par le professeur Brown, Edimbourg, 1894, édité à la librairie Stephenson and Son, Cheap-side, Londres).

Cette plante était utilisée par nos ancêtres, qui s'en servaient pour combattre les oppressions et les étouffements.

La figure 9 est le *Pas d'âne* ou *Tussilage* (*Tussilago farfara*). C'est une plante des lieux humides, dont les

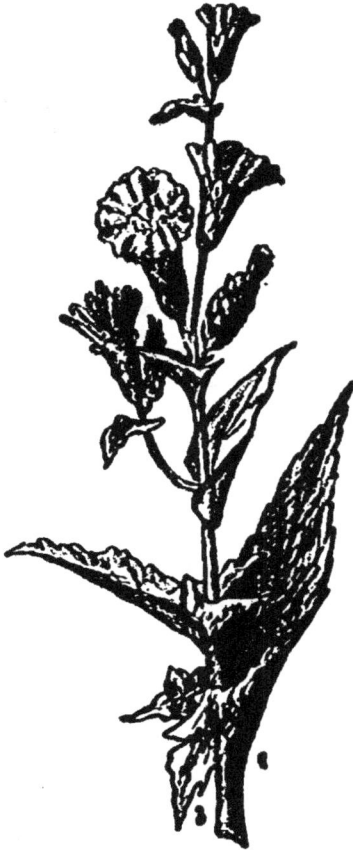

Fig. 9. — Tussilage.
(Tussilago Farfara.)

fleurs sont jaunes, et apparaissent à la fin de l'hiver sous forme de petites hampes florifères, car la fleur naît avant la feuille, ce qui a fait dire aux botanistes : le fils avant le père, *filius ante patrem*, à cause de cette bizarre

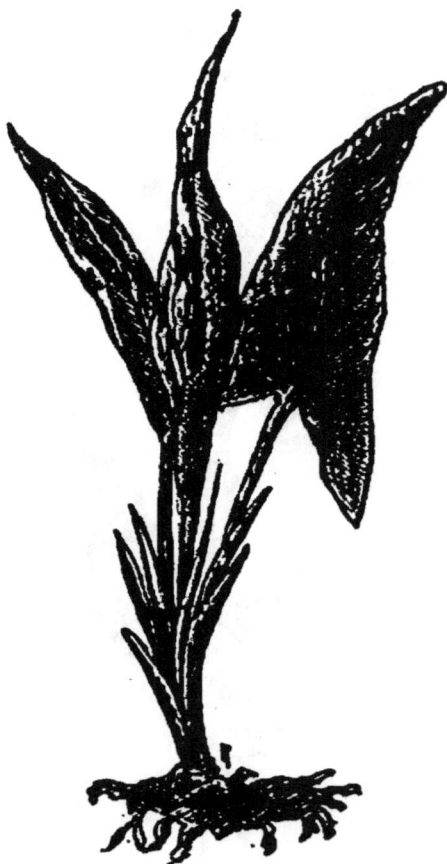

Fig. 10. — Gouet. — (Arum maculatum.)

végétation. Sur la gravure, nous avons fait figurer la plante entière, avec feuilles et fleurs, quoique les fleurs aient depuis longtemps disparu quand les feuilles poussent ou s'ouvrent.

A cause de ses qualités pectorales et adoucissantes, on l'a appelé *Tussilage*, du latin : *Tussis*, toux.

Si on récolte ces fleurs par un temps de brouillard, on peut s'attendre à une décomposition complète de la *xanthine* principe médicinal coloré, et on n'obtient plus les effets sur les muqueuses enflammées dans les bronchites et l'*emphysème*.

La figure 10, est le *Gouet* ou *Pied de Veau* (*Arum maculatum*).

Cette plante croit dans les endroits humides, près des étangs ; sa racine est la seule partie qui renferme le principe médicamenteux ; ce principe que nous appellons dans notre cours de botanique médicale *expecline* est un remède très puissant et c'est grâce à lui que les asthmatiques obtiennent un si grand soulagement. Chaque dose de Baume en renferme environ un centigramme. Cette plante doit être manipulée avec beaucoup de soin et on ne doit se servir de son principe actif que quand la solution ne précipite plus par le malate de sodium (*Laboratoire spécial des alcaloïdes*, par le docteur Vizon, premier assistant dans notre laboratoire).

La figure 11 est la *Pulmonaire* (*Pulmonoria officinalis*) ou Herbe aux poumons comme les anciens l'appelaient à cause des propriétés adoucissantes et antiphtisiques et aussi parce que, sur ses feuilles, on peut voir, à une certaine époque de la croissance, des taches blanches ressemblant à un poumon tuberculeux.

Ils l'employaient sous forme de tisane, mais l'expérience a démontré que cette préparation médicinale ne contenait pas les principes émollients et que la récolte des feuilles et de la tige devait être faite avant la formation des bourgeons floraux. Le suc épuisé et purifié, à ce moment, arrête la destruction des cellules du poumon, qui se dégagrègent soit par l'inflammation, soit sous l'influence du bacille.

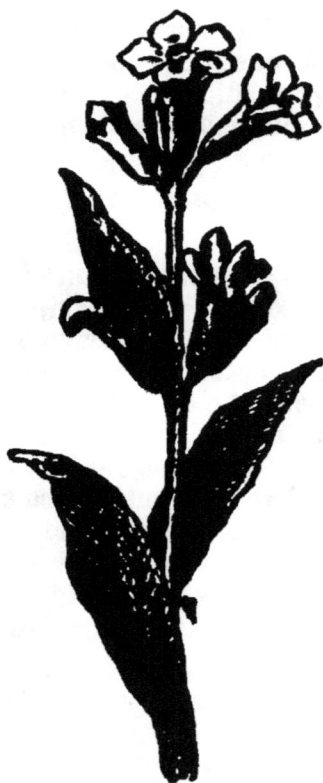

Fig. 11. — La Pulmonaire.
(Pulmonaris officinalis.)

C'est un précieux antiseptique qui croît dans les bois et porte des fleurs rouge violacé.

Telles sont les cinq plantes les plus connues qui figu-

3

rent dans ce petit traité. D'autres dont nous avons expérimenté les propriétés sur nous-même et sur des milliers de malades en forment le complément. Ces plantes étaient connues avant que nous ayons vu le jour, car l'homme ne crée rien, tout existe. C'est à lui de distinguer le bon du mauvais et de s'en servir. La façon d'extraire les principes médicamenteux, de les employer à l'état frais et de savoir les combiner à des doses appropriées constitue le secret de ces préparations.

Ces plantes sont coupées tous les ans et traitées par notre procédé à l'état frais, car la dessication détruit la plupart du temps leurs propriétés médicinales.

MODE D'EMPLOI

DU

BAUME PECTORAL ANTISEPTIQUE

ET DE

l'Onguent Résineux

(Sauf aris contraire de notre part)

USAGE DE L'ONGUENT RÉSINEUX

Les malades se frictionneront bien la poitrine et le dos (1) des deux côtés pendant trois ou quatre minutes, le matin et le soir, avant de s'habiller et au moment d'aller au lit ; ils emploieront chaque fois sur chaque côté de la poitrine et du dos la valeur d'une noisette de l'onguent et essuieront la peau après chaque friction. Celles-ci se font mieux à la main *nue ;* immédiatement après on prend le Baume pectoral. Le pot d'onguent doit être épuisé en même temps que le flacon. Ces frictions sont les mêmes pour tous les malades quel que soit leur âge. Il va sans dire que les frictions doivent être cessées quand la peau est irritée par l'emploi, de topiques, teinture d'iode, etc., pour être reprises dès que la peau est redevenue normale.

(1) On comprend par la poitrine la partie qui s'étend depuis le larynx jusqu'à la fossette de l'estomac et les deux côtés.

USAGE DU BAUME PECTORAL

Les chiffres 1, 2, 3 et 4 sont gravés dans la mesure *graduée servant à prendre le baume et qui accompagne chaque flacon.*

Selon l'âge du malade, et sauf avis contraire de notre part après consultation, le Baume pectoral est administré aux doses suivantes :

Pour les grandes personnes à partir de 16 ans

On prend par jour trois mesures en verre remplies chaque fois jusqu'au chiffre 4.

Une le matin à jeun, un quart d'heure avant le repas ;

Une à midi, une demi-heure ou un quart d'heure avant de manger ;

Une le soir au moment de se mettre au lit.

En cas de toux et pendant la nuit, il peut être pris en une ou deux fois une dose supplémentaire.

Pour les malades de 10 à 16 ans

Egalement trois mesures aux mêmes heures mais remplies seulement jusqu'au chiffre 3.

Pour les enfants de 3 à 10 ans

Deux mesures par jour remplies suivant l'âge et le tempérament jusqu'aux chiffres 1 ou 2 à prendre une le matin et une le soir.

N. B. — Les grandes personnes seulement qui ne pourraient pas se servir du Baume pectoral à midi peuvent prendre la même quantité en deux fois, matin et soir ; soit chaque fois une mesure remplie jusqu'au n° 1 et une jusqu'au n° 2.

Division du traitement en séries

Dans le but d'éviter au malade de s'habituer au Baume pectoral et, aussi, pour obtenir le maximum d'effet, le traitement *Martin Toms* se divise en séries. Chaque série se compose de 7 boîtes. — La série se trouve indiquée sur les étiquettes des boîtes par un numéro **très apparent placé à côté de la marque de fabrique**. Ces séries différentes entre elles en tant que composition *quantitative* ou dose des principes actifs. La composition qualitative et partant les qualités organoleptiques de ces remèdes (goût, couleur, arome, etc.) ne varient que d'une façon imperceptible d'une série à une autre.

Ces séries doivent toujours être prises dans l'ordre, c'est-à-dire qu'on ne peut prendre des flacons de Baume pectoral de la 2ᵉ série qu'après avoir épuisé les 7 flacons de la 1ʳᵉ série, ne commencer la 3ᵉ série qu'au quinzième flacon et ainsi de suite suivant les besoins.

Il existe un grand nombre de séries, car nous avons beaucoup de malades, dont la santé très gravement compromise exige un laps de temps relativement long pour obtenir un rétablissement complet et durable.

Ces séries sont établies dans le but de permettre aux malades atteints d'affections chroniques et graves ou datant de plusieurs mois, voire de plusieurs années, un usage prolongé et ininterrompu des remèdes, leur assurant une guérison radicale et durable sans les exposer à s'y habituer ou à s'en fatiguer.

Ce traitement est absolument seul à jouir de ce grand et très réel avantage. En effet, toutes les autres médications doivent forcément, au bout d'un certain temps, être interrompues pour cause d'accoutumance, ce qui empêche d'atteindre avec ces autres remèdes la guérison radicale, qui est le but du traitement Martin Toms.

Un autre avantage non moins appréciable du traitement Martin Toms c'est qu'il peut s'employer en même
temps que tout autre, attendu qu'il n'est nullement
incompatible avec d'autres méthodes. C'est ainsi que
bien des malades en traitement que, pour des raisons
particulières ou pour ne pas blesser certaines suscepti-
bilités, ils ne pouvaient abandonner, ont eu recours à
ces produits, grâce auxquels ils ont obtenu une guérison
souvent inespérée. Notez cependant que, si ce traitement peut marcher de pair avec tous les autres, il suffit
amplement à accomplir une œuvre de guérison complète
sans le concours d'aucun remède.

Nous préférons même, de beaucoup que nos malades
abandonnent toute autre médication lorsqu'ils suivent
nos conseils.

Enfin, nous pouvons garantir une autre supériorité
bien marquée sur la plupart des médications, c'est la
parfaite inocuité de nos produits qui ne produisent, à
cause de leur composition végétale, aucun accident et
qui, de plus, peuvent être absorbés par tout le monde,
très facilement et sont sans action funeste sur l'estomac.
Beaucoup de traitements sont bons en théorie, mais
combien peuvent être absorbés pendant longtemps sans
inconvénients pour l'estomac et l'intestin ?

Nous n'en connaissons aucun et nous nous ferions un
amer reproche de conseiller le moindre produit chimique
à un malade pour en faire un usage continu, certain que
nous sommes de lui faire plus de mal que de bien.

CONSERVATION

Pour bien conserver nos remèdes, il faut toujours
placer les boîtes debout et ne jamais les coucher.

Il se conservent ainsi presque indéfiniment quand on
les place dans un endroit frais et à l'abri de la lumière.
On les expédie dans les pays chauds comme dans les
climats froids sans inconvénients.

ÉLIXIR TONIQUE

Toutes les personnes malades des bronches ont un extrême besoin de voir leur organisme régénéré ; car l'absorption de l'air se faisant mal par les poumons, le sang n'a pas la vigueur nécessaire pour permettre une guérison rapide, c'est là la principale raison qui nous a fait composer cet Elixir. De plus, il arrive trop souvent que les malades ne mangent pas suffisamment. Dans ce cas, un flacon est presque toujours suffisant pour relever l'appétit. Si cet élixir était trop fort pour le prendre pur, on pourrait l'additionner d'un peu d'eau. Il coupe également la fièvre et facilite la digestion. — Nous le recommandons d'une façon toute spéciale aux malades.

POUDRE CONTRE LA DIARRHÉE

Chez plusieurs personnes, on constate de la diarrhée pendant le cours de certaines maladies de poitrine ; elles emploieront alors avantageusement notre Poudre contre la diarrhée ; toutes les deux heures une cuillerée à café dans un peu d'eau, jusqu'à ce que la diarrhée cesse. (Voir le traitement des affections de l'estomac ou nous demander avis).

Consultations Gratuites et Renseignements
à l'INSTITUT MÉDICAL
89, rue Lafayette (métro Poissonnière)
Lundi, mercredi, vendredi, de 3 heures à 5 heures
Jeudi soir à 8 heures.
(Les malades sont reçus séparément)

CONSULTATIONS GRATUITES PAR CORRESPONDANCE
(Demander le questionnaire à remplir)

TOPIQUE VÉSICANT

On a toujours employé, contre les affections des bronches, toutes les sortes connues de révulsifs : pointes et raies de feu, frictions, teinture d'iode, thapsia, moutarde, huile de croton, vésicatoire, etc. Ce dernier est certes le meilleur décongestionnant des poumons, mais son action funeste sur la vessie et son application douloureuse l'ont fait délaisser. Le Topique Vésicant en possède tous les avantages et n'en a aucun des inconvénients. Il est à peu près indolore, n'influence pas la vessie et agit très rapidement. Il faut, pour l'appliquer, avoir soin de bien laver la peau, de laisser sécher, de faire chauffer légèrement le topique et de le maintenir solidement au moyen d'une serviette ou d'une bande. On laisse en place le temps indiqué et on l'enlève. La cloque ne se forme pas toujours spontanément et c'est là ce qui oblige à l'emploi d'un premier cataplasme de farine de lin à poser aussitôt après l'enlèvement du topique. Après avoir percé la cloque, on met les cataplasmes de farine de lin que l'on changera toutes les 2 ou 3 heures pendant 6 à 12 heures. On panse ensuite avec la pommade étendue sur l'imperméable et on ne doit employer ni papier ni coton. La plaie sèche beaucoup plus vite et le topique donne son maximum de résultat. Le topique ne doit pas être employé par les femmes au moment des époques.

SUC DE VIANDE

Il n'est pas facile, à la campagne, d'avoir tous les jours de la viande fraîche. De plus, la viande crue pulpée ou hachée n'est pas toujours absorbée facilement par les personnes délicates et le jus de viande demande une longue préparation. Dans le but d'éviter ces désagréments, nous préparons avec de la viande fraîche de première qualité, un jus de viande qui, évaporé à froid dans le vide, nous donne ce suc exempt de graisse et d'absorption facile.

NUTRITIF

Les personnes bien portantes ont besoin, pour vivre, d'absorber des albuminoïdes, des graisses et des hydrates de carbone. Ces divers corps sont destinés à récupérer les pertes que nos fonctions habituelles nous font supporter. Il est donc tout naturel de fournir, surtout à un malade, un aliment lui donnant en plus grande quantité et sous le moindre volume, les principes nécessaires à la régénération de son organisme. Tel a été le but du nutritif. Cet aliment complet présente l'immense avantage d'être absorbé sans laisser de résidus appréciables, ce qui permet aux malades d'augmenter rapidement de poids et de pouvoir lutter contre leur affection.

Il peut être employé également pour les enfants, les vieillards dont l'estomac est fatigué et, en général, dans tous les cas où l'on veut nourrir sans infecter le tube digestif : dyspepsies, gastrite, gastralgie, albuminurie, fièvres, maladies de cœur, etc. etc. Cet aliment est préparé simple ou chocolaté.

PILULES LAXO-PURGATIVES

Si pendant le cours du traitement on est constipé, ou si les selles ne sont pas régulières, on peut produire quelques bonnes selles douces au moyen de nos pilules.

Ces pilules peuvent se prendre matin ou soir ; on en prend suivant les besoins, une, deux ou trois par jour, selon l'effet qu'on désire obtenir ; il n'est pas indispenble de les prendre à jeun.

PILULES CONTRE les CRACHEMENTS DE SANG

Ce sont les crachements de sang qui effraient le plus le malade ; ces symptômes peuvent se présenter encore pendant quelque temps, selon que sa guérison se fait plus vite ou plus lentement.

Les crachements de sang sont de suite arrêtés par nos pilules anti-hémorragiques ; on en prend une toutes les demi-heures jusqu'à effet, et on doit continuer l'usage du Baume pectoral pendant ce temps. — En cas de crachement de sang, garder le repos, et ne rien prendre de chaud.Nous prions le malade de nous écrire dès le début des crachements de sang.

PATE PECTORALE

Les personnes que leurs occupations appellent au dehors peuvent employer cette pâte préparée avec les mêmes plantes que le Baume pectoral. Elle ne peut nullement et en aucun cas remplacer ce dernier. Elle en est un auxiliaire très précieux cependant, pour éviter les quintes de toux, protéger efficacement les bronches contre le froid et l'humidité et maintenir constamment le malade sous l'influence bienfaisante des principes volatils et antiseptiques du Baume pectoral.

GLYCÉROPHOSPHATE DE CHAUX

Pour les malades auxquels ce médicament est conseillé, nous fabriquons un granulé rigoureusement dosé, et d'un pouvoir tonique certain. Ce médicament doit être pris sans interrompre le baume dont il augmente les propriét : fortifiantes.

POUDRE FUMIGATOIRE

Pour les personnes fréquemment oppressées par l'asthme, l'emphysème, etc., nous préparons une poudre qu'ils doivent faire brûler dans une soucoupe pour respirer la fumée. Elles seront soulagées momentanément en attendant que le traitement par le Baume et l'Onguent leur apporte la guérison.

CACHETS FÉBRIFUGES

En cas de fièvre et au début de l'accès, nos malades devront prendre, sauf avis contraire de notre part, un de ces cachets dans un peu d'eau ou de tisane de façon à éviter l'affaiblissement causé par la fièvre.

POUDRE ANTISEPTIQUE

Cette poudre, totalement inoffensive et d'un pouvoir microbicide très grand, servira, en dissolution dans de l'eau, pour la désinfection des crachoirs, instruments, linge, mains, etc. Elle peut également s'employer en gargarisme, lotions, pour le pansement des plaies, etc.

NOURRITURE ET RÉGIME

Il est inutile de dire que les médicaments dont il a été précédemment question, ne doivent pas tous être employés en même temps. Ils ne sont, du reste, pas nécessaires dans tous les cas. Il nous est, de plus, à peu près impossible d'indiquer un régime pouvant convenir à tout le monde. C'est dans le but de remédier à cet inconvénient que nous engageons nos clients à toujours nous demander conseil avant d'entreprendre la médication. Sans cette précaution, ils sont susceptibles de suivre un régime qui ne convient pas et, par suite, de faire des dépenses que l'insuccès leur ferait regretter. Nous sommes, aux heures indiquées, à leur entière disposition pour tout conseil et nous prions les personnes ne pouvant venir à Paris de nous demander une consultation par correspondance en joignant à leur demande un crachat et de l'urine du matin. (Voir page 136). Ces conseils sont absolument gratuits et n'engagent nullement la personne qui les demande.

Dans les maladies de poitrine on ne saurait trop recommander aux personnes de bien se nourrir. En général, manger beaucoup : aliments gras, beurre, sardines à l'huile, viandes saignantes, grillées, œufs, lait, purées de légumes, fruits cuits, gâteaux, etc.

En plus, manger chaque jour si possible, soit le matin à jeun, soit l'après-midi, 100 à 200 grammes de viande de mouton ou de cheval crue hachée finement, mêlée à du bouillon ou en boulettes dans du sucre pulvérisé.

Cependant le malade ne doit pas être surpris que pendant le traitement il mange tantôt un peu moins tantôt un peu plus, cela provient de la cure : *aussi un Elixir tonique spécial a été préparé pour les personnes dont l'appétit ne serait pas assez développé.* (Voir page 39).

On ne doit rien changer à son régime pendant le traitement et ceux qui peuvent vaquer à leurs affaires sont priés de ne pas les interrompre pour ne pas trop penser à leur maladie.

En ce qui concerne les occupations, celles-ci ne peuvent jamais être excessives, mais bien en proportion avec la force corporelle du patient afin d'éviter le plus possible la transpiration et la fatigue.

L'air est un élément indispensable à la guérison ; aussi ne saurait-on trop recommander en même temps qu'une bonne nourriture et beaucoup de repos, de toujours bien aérer ses appartements en évitant cependant les courants d'air.

Si possible, dormir la fenêtre légèrement entr'ouverte, pour que l'air se renouvelle, constamment, mais préserver le malade de l'air froid avec des doubles rideaux.

Pas de chagrins, ni d'ennuis ; une grande tranquilité d'esprit.

Pas de surmenage, mais éviter l'inaction absolue d'où résulterait l'ennui.

Ce régime combiné au traitement **Martin Toms** a toujours comme conséquence une amélioration rapide et une guérison prompte et radicale.

Nous indiquerons à chaque malade qui nous le demandera, un régime plus détaillé et mieux en rapport avec son état et son affection.

Qu'il nous soit permis, avant de terminer cette partie, d'appeler l'attention du lecteur sur les faits suivants qui ne peuvent manquer de l'intéresser.

Il est de constatation générale que l'immense majorité des malades ne suit notre traitement qu'après en avoir vainement essayé beaucoup d'autres. Ce réel désavantage au point de vue de la guérison ne rend que plus beaux et plus encourageants les succès inespérés que nous obtenons tous les jours par nos remèdes.

La plupart de nos malades nous arrivent donc en désespoir de cause et se croient atteints d'affections chroniques prétendues incurables. C'est là de leur part une grave erreur qui complique leurs douleurs physiques d'une souffrance morale. Ce qui nous permet d'affirmer que cette façon d'envisager leur état général est une profonde erreur, c'est que les milliers de guérisons d'affections semblables, que nous obtenons annuellement constituent autant de preuves péremptoires du contraire.

Nous en concluons donc, à juste raison, que l'adage : « Aussi longtemps qu'il y a de la vie, il y a de l'espoir » ne trouve nulle part une meilleure application que dans les différentes maladies chroniques des voies respiratoires (bronchite, asthme, catarrhe, emphysème, laryngite, phtisie ou tuberculose, etc., etc.). Car, de toutes les affections chroniques, ce sont celles les moins difficiles à guérir.

A quoi faut-il attribuer les succès si nombreux et si prodigieux obtenus par le traitement Martin Toms ?

Cette question est aussi facile à résoudre que la réponse en sera aisée à comprendre.

Comme je viens de l'exposer, le malade, sauf de très rares exceptions, n'a recours à nos remèdes qu'après avoir, sans l'ombre de succès, suivi des traitements aussi variés que nombreux. Il a épuisé quand il nous arrive toute la série des poisons tant chimiques que biologiques qui constituent la base des remèdes ordinaires contre les maladies de poitrine (arsenic, belladone, iodure, créosote, gayacol, sérum, etc.) et dont l'usage prolongé non seulement ne guérit pas, mais provoque souvent des troubles de l'appareil digestif par l'intoxication lente qu'ils provoquent ou par les irritations continuelles qu'ils exercent sur les muqueuses de l'estomac et de l'intestin.

Ces malades-là, en recourant au traitement Martin Toms, abandonnent définitivement et volontiers tous ceux suivis antérieurement sans aucun succès. Le premier avantage qui en résulte pour eux, c'est l'arrêt dans l'empoisonnement graduel et la disparition des malaises qui résultaient des traitements précédents.

En suivant notre médication à base absolument végétale, et *totalement inoffensive*, ils prennent, indépendamment d'un remède pectoral hors ligne, un *antidote* ou contrepoison qui débarrasse leur organisme de tous les toxiques absorbés antérieurement au jour où ils commencèrent le traitement Martin Toms.

Dans ces conditions, grâce donc au concours de notre régime, les troubles de l'estomac disparaissent, l'appétit revient, le malade mange mieux, digère bien, l'embonpoint augmente, les transpirations nocturnes et les cauchemars diminuent rapidement pour disparaître bientôt entièrement, un sommeil réparateur s'ensuit, les expectorations diminuent, leur couleur et leur aspect deviennent plus rassurants, et, au bout de quelques mois, le traitement Martin Toms finit, par ses propriétés antiseptiques, de cicatriser les lésions et les plaies causes de la maladie de l'appareil respiratoire. Enfin, le malade reconquiert *son poids normal, preuve évidente de sa guérison*.

Voilà la marche habituelle du traitement qui varie dans ses détails suivant les cas particuliers qui se présentent.

Nous pouvons donc affirmer, vu les nombreuses expériences, que ces diverses maladies des voies respiratoires réputées incurables se guérissent le plus souvent par notre traitement, à condition toutefois :

1° Qu'on n'y recoure pas absolument trop tard ;

2° Qu'on le suive pendant un laps de temps en rapport avec la durée et l'ancienneté de l'affection à combattre ;

3° Qu'on l'associe à une nourriture substantielle, à beaucoup de repos et de grand air ;

4° Qu'on évite soigneusement tout excès et toute imprudence ;

5° Que l'été venu et tout en allant mieux, on n'abandonne pas notre traitement avant la disparition complète de tous les symptômes morbides et avant d'avoir reconquis son poids normal.

Si en tout temps le traitement Martin Toms est le plus efficace des traitements contre les maladies de poitrine, c'est en été surtout qu'il produit le plus rapidement ses effets curatifs. En effet c'est durant la bonne saison que notre traitement trouve dans une température plus chaude, dans un air plus sec et plus pur ses plus précieux agents de collaboration à l'œuvre de guérison radicale qu'il a pour objectif. Nous ne saurions donc assez engager les malades atteints d'affections chroniques ou qui, tous les hivers, souffrent du retour d'une même affection, à faire usage de nos produits pendant le printemps et l'été afin que l'hiver venu ils soient préservés de toute rechute.

En somme, qu'on sache bien qu'en hiver on guérit lentement, mais qu'en été la guérison est aussi prompte que facile et sûre.

Beaucoup de nos malades crachent abondamment. C'est. tout le monde est d'accord là-dessus, par la dessiccation de ces crachats dont les poussières se répandent dans l'atmosphère que certaines affections se propagent. Dans leur propre intérêt autant que par propreté et pour éviter de contaminer leur entourage, les malades devront prendre la sage et humanitaire précaution de ne pas cracher à droite et à gauche, mais de se servir toujours de crachoirs faciles à vider et à nettoyer et contenant toujours une solution de notre poudre antiseptique. De cette façon, tout en se guérissant, ils n'exposent pas les autres à gagner leur maladie

Nous croyons avoir rempli fidèlement notre mission en fournissant, quoique succinctement, tous les renseignements dont les personnes atteintes de bronchite, asthme, catarrhe, emphysème, laryngite, phtisie, tuberculose, etc., peuvent avoir besoin. Qu'elles se pénètrent bien des instructions de ce petit livre, que nous sommes toujours prêts à compléter suivant les besoins de chaque malade, qu'elles se conforment à ces sages préceptes et surtout que, le cas échéant, elles n'oublient pas que, grâce au traitement selon la formule de Martin Toms, il n'existe pour ainsi dire plus d'affections incurables des voies respiratoires, des milliers d'exemples étant là pour affirmer et confirmer la chose.

Consultations Gratuites et Renseignements
à l'INSTITUT MÉDICAL

89, Rue Lafayette (métro Poissonnière)

Lundi, mercredi, vendredi, de 3 heures à 5 heures
Jeudi soir à 8 heures.

(Les malades sont reçus séparément)

CONSULTATIONS GRATUITES PAR CORRESPONDANCE

Demander le questionnaire à remplir

L'institut est ouvert pour la vente tous les jours non fériés de 8 h. à midi et de 1 h. à 7 h. Fermé dimanches et fêtes.

4

REMARQUES

ET

OBSERVATIONS IMPORTANTES

Nous avons, autant que possible, envisagé tous les cas qui peuvent généralement se présenter. Il arrive cependant que certains renseignements manquent au malade en cours de traitement.

Dans tous les cas non prévus dans ce livre, nous l'engageons vivement à nous demander une consultation que nous serons heureux de lui donner pour favoriser et hâter la guérison.

1° Ceux qui se servent du Baume pectoral, et dont la maladie commande de s'en servir pendant un certain temps pour rendre la guérison complète, feront bien de n'en pas cesser brusquement l'usage quand ils seront guéris ; ils prendront deux verres par jour, matin et soir, de l'avant-dernier flacon, et un verre seulement, le soir, du dernier.

2° Il n'est jamais bon de boire, pendant les rhumes, bronchites et autres maladies de poitrine, des boissons froides ou glacées, et ce n'est qu'exceptionnellement, dans les crachements de sang, qu'on y a recours. Les infusions de tilleul, de camomille, de houblon, de quatre-fleurs (fleurs pectorales), peuvent être employées avec avantage en même temps que le baume pectoral.

3° On ne doit pas s'étonner si, dans certains cas, les malades sont dérangés au commencement de la médication : c'est le résultat de l'action de la maladie et du traitement ; la toux ainsi que les crachats peuvent même être plus abondants pendant quelque temps, ce qui est souvent de bon augure.

4° Les transpirations excessives qu'on rencontre dans certaines maladies de poitrine ne doivent pas être arrêtées à l'aide d'un remède, de crainte de provoquer le gonflement des pieds ou l'apparition de l'eau dans la poitrine (hydrothorax) ce qui est bien plus dangereux. — Ces transpirations disparaissent d'ailleurs rapidement sous l'influence du traitement.

5° Certaines personnes qui ont l'habitude de remplir leurs devoirs religieux le matin peuvent ces jours-là prendre le Baume pectoral une heure après le déjeuner.

6° Pour les diabétiques, il existe du Baume pectoral sans sucre qu'il suffit de demander. Le prix et le mode d'emploi sont les mêmes.

7° Il n'est pas absolument défendu de fumer, mais si le goût du tabac revient, c'est signe qu'il ne faut pas en abuser et qu'il vaut même mieux le cesser.

8° Les femmes, pendant les périodes critiques et pendant leur grossesse, ne doivent pas interrompre ce traitement.

9° Beaucoup de personnes demandent souvent combien de temps elles devront suivre le traitement pour être guéries. A cette question il est certainement très dificile de répondre ; cependant, par le grand nombre de guérisons obtenues ces derniers temps par nos remèdes nous avons remarqué que, pour un simple rhume de huit jours, un flacon de Baume suffisait. Les personnes affectées depuis plusieurs mois prenaient de 4 à 8 flacons avec l'Onguent. Pour les bronchites chroniques, asthme et ceux que la phtisie avaient atteints, 12 flacons avec l'Onguent et même davantage ont été nécessaires. La durée du traitement varie du reste d'après la nature et l'âge du malade, ainsi que selon le bon usage des remèdes, l'ancienneté et la gravité de la maladie à combattre.

Beaucoup de malades en cas d'amélioration sérieuse arrêtent le traitement. C'est une grave erreur, car il faut continuer jusqu'à guérison *complète* et *durable*, ce qui s'obtient toujours plus facilement en été qu'en hiver.

10° Les propriétés médicinales de l'Onguent n'ont pas pour but de produire des boutons, mais bien d'entrer par les pores de la peau et ensuite, par absorption, dans le tissu des organes afin d'y rendre la vie et de neutraliser les acides, sueurs et autres matières nuisibles ; si, cependant, chez certaines personnes l'Onguent avait trop d'action sur la peau et produisait des boutons en masse, on cesserait pendant quelques jours les frictions ; pourtant cette éruption n'offre aucun inconvénient, et pour l'adoucir on peut y appliquer un peu de cérat ou d'huile.

11° Les matières graisseuses qui se trouvent normalement à la surface de la peau étant un obstacle à la rapidité de l'absorption, une friction avec un bon dissolvant des graisses, comme l'alcool, l'éther, l'eau de Cologne, l'eau-de-vie, active considérablement l'absorption de l'onguent et partant son effet sur l'économie. Il sera donc bon de faire avant d'employer l'onguent et tous les quinze jours environ durant le traitement, un lavage des parties frictionnées avec un liquide alcoolique.

12° Si l'on avait des points de côté violents, on pourrait appliquer des topiques Martin Toms à laisser huit à dix heures. Il sera bon cependant de nous demander conseil à ce sujet avant de se servir de ce moyen.

13° Quand le malade met des topiques, de la teinture d'iode, de l'huile de croton ou d'autres remèdes externes qui rendent la peau trop sensible, on frictionne seulement au moyen de l'Onguent les endroits non irrités pour le moment en attendant que les autres parties soient raffermies.

14° Dans beaucoup de cas, l'expérience nous a démontré que, quand, au début le malade éprouve une légère amélioration, c'est un signe qu'il guérira et que le traitement convient à son tempérament ; il y a cependant certains cas où le malade tousse et expectore encore davantage au début : cela est dû à une réaction très souvent bien salutaire.

15° Il est bon en principe, quoique ce ne soit point indispensable, de prendre un purgatif au gré du malade, avant de commencer l'usage de notre traitement.

16° Pour les malades très faibles, on donnera de préférence le verre du premier flacon rempli jusqu'au chiffre 3 de Baume, pour les autres flacons on remplira les mesures jusqu'au chiffre 4 ; ceux qui ont un estomac délicat prendront en une fois la moitié de la dose indiquée ; mais au lieu de trois fois par jour, elles en prendront six fois ; trois fois avant midi et trois fois après midi, pour obtenir les mêmes effets. Dans ce cas on ne remplit chaque fois la mesure que jusqu'au N° 2.

EXTRAITS DE LA

THÈSE

Soutenue et exposée devant les jurys médicaux des Expositions sanitaires de Londres, Madrid, Turin et Ostende, concernant la laryngite, la phtisie, la tuberculose, les bronchites, l'asthme, l'emphysème et leurs suites.

———

Depuis quelque temps la science que l'on appelle **Bactériologie** est parvenue à dévoiler le secret des affections de poitrine, grâce surtout à la perfection du microscope et aux réactions pathologochimiques. Nous avons donc pu démontrer que la vraie cause de ces maladies, et surtout de la **laryngite**, de la **bronchite**, de l'**asthme**, de la **tuberculose**, et de la **phtisie**, consiste dans des organismes infiniment petits auxquels on a donné le nom de **bactérie**, **bacille** ou **microbe** et que l'on a trouvés dans les produits de destruction pulmonaire (expectorations, vésicules, tubercules, sang, etc.) rendus par les personnes atteintes de ces affections.

Ces organismes se présentent sous forme de bâtonnets ou filaments courts vivant dans la profondeur des tissus de nos organes : larynx, bronches, poumons, où ils se développent et se multiplient au détriment de nos forces et de notre santé.

Il en résulte que plus ils seront nombreux et plus longtemps ils pourront résider dans nos organes, plus la destruction de ces organes sera grande et l'affection dangereuse.

C'est également d'après que cette action est lente ou rapide que nous pouvons distinguer les différents degrés des maladies de poitrine par leur action pernicieuse sur le sang.

.   .   .   .

Pour que le microbe puisse produire son effet désastreux, il faut que le **milieu** dans lequel il vit soit **favorable** à lui prolonger la vie et à donner naissance à toutes ses évolutions physiologiques (développement, multiplication, etc.)

Nous disons un milieu favorable pour produire des effets morbifiques, expliquons-nous : une plante ne peut vivre et donner des fleurs dans une cave, car le milieu ne lui convient pas. Par contre, la même plante à l'air ou dans une serre, poussera mieux et produira des fleurs. Elle a trouvé là le milieu qui lui convient, le milieu favorable.

Tant que nos organes résistent à l'action pernicieuse de ces microbes, le développement et surtout la multiplication de ces derniers ne peuvent se produire que très peu ou pas du tout, parce que le milieu n'est pas favorable à leur existence ; de ce côté donc, il n'y a rien à craindre. Mais une fois que le contraire se présente les plus tristes symptômes se déclarent bientôt chez le malade, et on voit apparaître la toux, les expectorations, l'oppression, les transpirations, l'amaigrissement, etc...

.   .   .   .

On comprend par les mots bacilles ou microbes, ces êtres microscopiques, que nous ne pouvons remarquer à l'œil nu, qui par suite de diverses causes se répandent et se meuvent dans l'air et se trouvent spécialement là où certaines matières organiques, en voie de décomposition, changent d'état substantiel. Ces infiniment petits ont toujours existé, mais en moins grande quantité, parce que les foyers d'infection n'étaient pas si nombreux antérieurement. En effet, nous voyons de plus en plus disparaître ces vastes forêts qui rendaient autrefois, par leurs émanations balsamiques et antiseptiques, l'atmosphère si saine et si pure et empêchaient la grande production de ces organismes empoisonnés si favorisée par les grandes agglomérations.

. . . .

Nous n'avons pas besoin de dire maintenant ce qu'il reste à faire pour que la science bactériologique produise les plus grands fruits ; ce n'est pas assez, en effet, de connaître la cause d'une maladie, il faut encore trouver les moyens ou les remèdes pour la détruire, et, ce résultat, on l'obtient en donnant au malade les médicaments ayant les propriétés nécessaires pour produire un milieu non favorable au bacille et l'empêcher par là d'épuiser et de détruire les tissus contaminés, en un mot, il faut expulser le germe de la maladie qui est localisé soit dans le larynx, les bronches, les petites bronches et les poumons, et dont l'entrée ou la multiplication est facilitée par un refroidissement, par excès de croissance ou par épuisement des forces. Nous croyons avoir fait œuvre utile en travaillant à la recherche de notre traitement qui, cela est confirmé par la pratique, est l'antiseptique rationel, sans danger et pouvant être employé suffisamment longtemps de façon à détruire partout où ils existent les différents bacilles qui ont élu domicile dans notre appareil respiratoire.

. . . .

Professeur MARTIN TOMS.

APPRÉCIATIONS DES MÉDECINS

ET DU PUBLIC

(Extrait du journal *Les Archives médicales*) :

Nous l'avons dit souvent déjà, mais nous ne voulons pas cesser de le répéter tant que l'inutilité de notre insistance ne nous aura pas été complètement démontrée : tant qu'un spécialiste d'une compétence absolument certaine ne sera pas intervenu pour nous fournir des arguments entièrement décisifs, la médecine, qui est une science infiniment utile et dont les progrès ne peuvent soulever aucune espèce de doute ; la pharmacie, qui fournit à la médecine ses moyens d'action et qui est, elle aussi, un art très scientifique et très progressif, la médecine et la pharmacie, chargées de viser à un même but au profit de l'espèce humaine, ont un très grand tort : celui d'être à peu près indépendantes l'une de l'autre.

Voici pourtant aujourd'hui une exception tout à fait remarquable à cette fâcheuse règle, et nous sommes fâchés d'être obligés d'ajouter que cette exception nous est fournie, non point par un pharmacien français, mais par un pharmacien étranger, M. Martin Toms.

La réputation dont jouit ce praticien nous ayant décidé à recueillir des renseignements sur les résultats qu'il obtient par l'emploi de ses remèdes spéciaux, nous avons eu la preuve, grâce à une foule d'attestations, dont il serait absolument impossible de révoquer en doute la sincérité et l'importance, que la série des médicaments balsamiques créés par M. Martin Toms a amené, dans une foule de cas, la guérison d'un grand nombre d'affections morbides qui étaient restées classés jusque-là parmi les maladies incurables. Nous parlons des maladies de poitrine.

Mais comment ce savant a-t-il obtenu ce résultat et mérité, en même temps que la reconnaissance des nombreux malades qu'il a arrachés au trépas, les hautes récompenses des jurys médicaux aux expositions et concours : médaille et diplôme d'honneur à Londres, à l'Exposition médicale des lauréats en France ; diplômes et médailles d'or aux Expositions sanitaires de Tunis, d'Ostende, de Madrid, etc., etc. ?

Disons-le nettement : cette situation spéciale, qui nous avait été révélée avant que nous connussions d'une façon directe l'histoire de M. Martin Toms, nous avait fait présumer d'avance que ce spécialiste s'était heureusement soustrait à la fausse situation que nous signalions au début de cet article, et que, lorsque nous aurions l'occasion si désirable de faire connaissance avec lui, nous trouverions en lui non pas seulement un pharmacien et un chimiste, mais un spécialiste distingué, un homme qui se serait livré très longuement à l'étude et aux expériences de la physiologie, de la pathologie, de la thérapeutique et de la bactériologie ; et, en effet, M. Martin Toms est non seulement pharmacien et expert chimiste, mais pratique en outre le professorat en médecine dans l'Institut des hautes études médicales de Belgique, où il forme tous les ans un grand nombre de jeunes aspirants en médecine qui suivent sa théorie si répandue aujourd'hui dans les Facultés de l'Europe.

Confirmation complète de nos prévisions, M. Martin Toms, qui est un ancien élève de l'hôpital Sainte-Elisabeth d'Anvers, dans une thèse dont on a pu lire l'extrait et soutenue par lui sur les origines de la bronchite aigüe, de la bronchite chronique, de l'emphysème, de la tuberculose, de la phtisie, de l'asthme, de la laryngite, de la pleurésie, de toutes les affections des voies respiratoires. M. Toms avait démontré depuis longtemps qu'il était parfaitement initié aux phénomènes qui se produisent dans tous ces accidents morbides, à la nature des éléments qui peuvent prévenir ou combattre ces phénomènes qui ont pour agents principaux les bactéries de l'atmosphère et les brusques changements de température si fréquents dans notre climat.

Son Baume pectoral antiseptique et son Onguent résineux qu'il a composé pour frictionner la poitrine sont des remèdes d'une efficacité que la théorie aurait pu faire présumer d'avance, mais dont il n'est plus possible de douter aujourd'hui. Ce n'est certes pas le hasard qui a fait découvrir la composition balsamique, pectorale et antiseptique du médicament connu depuis 20 ans de ceux qui s'en sont servis, mais bien une étude sérieuse et persévérante encouragée par les grands effets que ces remèdes ont toujours produits et par un grand nombre de guérisons.

Si maintenant on veut avoir l'explication du genre d'études qui ont conduit M. Martin Toms à ces précieuses découvertes, nous conseillons fortement à nos lecteurs de lire attentivement l'excellent traité que cet érudit a publié sur l'abrégé descriptif des maladies de poitrine et des voies respiratoires.

On verra là le rôle immense que doit jouer dans la connaissance des maladies de la poitrine l'étude des agents curatifs que la nature a condensés dans les diverses espèces végétales que nous foulons chaque jour sous nos pas, dans la campagne, sans le savoir.

Après avoir ainsi établi d'une façon très nette le mode d'action des agents médicinaux, M. Martin Toms a été naturellement amené à définir, à réaliser pratiquement la composition de ces agents, et s'il est vraiment ridicule de croire, comme certains fanatiques des temps jadis, à l'existence d'une panacée, il serait vraiment injuste de nier que le traitement Martin Toms est appelé à rendre de très sérieux services dans le traitement des maladies de poitrine et des voies respiratoires.

Dʳ H.-M. PIERRE MILLERAT.
Rédacteur en chef des *Archives Médicales de Paris.*

Extrait de la Médecine française (organe officiel de la Société d'hygiène de France) :

Il est maintenant prouvé que toutes les maladies du système respiratoire sont dues à des microbes, à des infiniment petits, dont la plupart ont été étudiés en particulier par le Professeur Martin Toms dont la médication si active et si efficace constitue le traitement de choix, le gage de guérison de *toutes les affections de poitrine.*

Convaincus par une haute expérience que les produits de laboratoire, peut-être *suractifs* au début de leur emploi thérapeutique, laissent des déchets nuisibles sinon dangereux, le Professeur Martin Toms a combiné deux médicaments d'origine exclusivement végétale, composés des sucs, jus, résines, des parties actives de certaines plantes, avec élimination des substances inertes.

Mes confrères et moi-même prescrivons ce *traitement* qui combine les doses et les *séries* successives suivant le tempérament, l'âge et les autres circonstances dans lesquelles se trouve chaque malade. L'accoutumance du corps aux médicaments est la pierre d'achoppement des traitements médicaux ; M. Martin Toms a évité cet inconvénient par sa graduation en *séries :* les bases sont les mêmes, mais le mode d'action sur l'organisme varie de l'une à l'autre ; de telle sorte que les séries se succèdent sans fatigue et avec une efficacité constante et ininterrompue.

Le *Baume* agit à l'intérieur, et l'un des caractères originaux du traitement Martin Toms est de pratiquer en même temps une action complémentaire certaine, au moyen de l'*Onguent résineux Electrifère*.

Sous cette action combinée, les tissus reprennent une vie nouvelle ; l'activité des secrétions et néoformations naturelles, atténuée par les ravages microbiens, se reprend ; les cellules se reforment plus vite : les aliments et autres éléments de nutrition s'assimilent mieux, leurs déchets s'éliminent rapidement. En un mot, la vitesse de réfection de l'organisme est augmentée dans de grandes proportions et ne tarde pas à dépasser celle de développement des microbes pathogènes.

Les observations favorables se comptent par milliers ; dans nombre de villes et même de villages, le nom de *traitement* Martin Toms, est synonyme de **guérison**.

L'auteur de cette étude, trop rapide, longtemps sceptique relativement à l'efficacité des médications antimicrobiennes, a étudié avec un esprit critique très accentué, l'action simultanée de l'Onguent et du Baume de M. Martin Toms ; il est heureux de reconnaître que ses constatations personnelles ont dépassé les espérances qu'il aurait pu concevoir. Le relèvement de l'énergie vitale, de la sensation de la vie, que le malade le plus atteint remarque dès les premières applications et absorptions, sont la caractéristique du traitement : il soulage de suite moralement et physiquement. Cette amélioration obtenue, il convient de continuer le traitement pendant une durée en rapport avec l'ancienneté de la maladie, son degré de gravité, et les conditions physiologiques du malade.

Le printemps et l'été sont les deux saisons vraiment

favorables pour la guérison ; car pendant les deux autres saisons, les rhumes, coryzas, et autres inconvénients sans gravité par eux-mêmes, provoquent la toux, augmentent la fatigue et diminuent d'autant l'*action efficace* du traitement Martin Toms.

Dans mes *Cours libres* et mes *Cliniques particulières*, j'ai toujours fait ressortir à mes élèves tout le parti que le Médecin, souvent dérouté par le découragement, la dépression des facultés de ses malades, pouvait tirer de l'application d'emblée, souvent même intensive du traitement Martin Toms ; dès que le malade *se sent revivre*, il s'aide lui-même par une alimentation de choix, plus abondante, plus souvent répétée, qui lui donne les éléments de réfection dont il a tant besoin.

Le malade *amélioré* devient le propre auxiliaire de son Médecin ; le repos et le sommeil rapidement reconquis, amènent le calme de l'esprit, l'espoir de la guérison complète, qui ne se fait pas beaucoup attendre. Sur un nombre considérable d'applications du *traitement Martin Toms*, aidé d'une alimentation rationnelle et appropriée au tempérament du malade, je n'ai observé que trois ou quatre terminaisons fatales, et ces cas, *en dehors de tout traitement,* étaient désespérés.

Dr LATHULLE.

DOCTEUR **BEAUDOUIN**
de Paris
A JOSSELIN (Morbihan)
par Ploërmel

MONSIEUR,

J'ai été très satisfait des résultats obtenus chez mes malades par l'emploi de votre Baume pectoral et Onguent résineux. Veuillez m'expédier deux boîtes pour usage personnel.

Dr BEAUDOUIN.

OBSERVATION

Du Docteur CAPELLE

Julienne H..., couturière, 23 ans.

Antécédents héréditaires. — Père mort à 48 ans de tuberculose pulmonaire. — Mère atteinte de bronchites à répétition, 43 ans. — Sœur bien portante.

Antécédents personnels. — Scarlatine dans l'enfance. — Otite purulente à 18 ans. — A 19 ans, bronchite aiguë, la malade garde le lit pendant 9 jours. — Depuis cette époque, bronchites à répétition. — A la suite d'une course elle a eu froid et fut atteinte de congestion pulmonaire, 6 mois après, hémoptysie.

État actuel. — Amaigrissement considérable. — Emaciation notable. — La malade ne peut continuer son métier depuis deux mois. — L'appétit est à peu près nul, il y a des éructations nombreuses à la suite des repas.

La toux est violente, surtout le matin au réveil. — Elle s'accompagne d'une expectoration de moyenne abondance, parfois sanguinolente. Il y a de l'insomnie. — Parfois une douleur pongitive au-dessous de l'omoplate gauche la réveille.

Elle a des sueurs nocturnes, souvent fort abondantes ; depuis quelque temps la fièvre a cessé, mais elle atteint d'habitude 38° à 39° vers 9 heures du soir.

A la percussion. — Il existe une matité fort nette au sommet gauche en arrière et descendant à la partie moyenne du poumon. — A droite, il y a de la sub-matité au sommet.

A la palpation, on constate de l'exagération des vibrations vocales et de la toux à gauche.

A l'auscultation, la respiration est modifiée. A gauche l'inspiration est rude, l'expiration prolongée. — On perçoit en arrière une zone de craquements s'étendant sur 8 centimètres carrés environ ; dans le reste du poumon, la respiration est soufflante.

Diagnostic. — Tuberculose du sommet gauche au début de la deuxième période.

La malade avait été jusque-là soumise au traitement créosoté et à l'huile de foie de morue gaïacolée. Elle prétend que son appétit est défectueux depuis qu'elle prend ces médicaments.

Elle a eu des pointes de feu et de très nombreux cataplasmes sinapisés.

Voici le traitement que je lui fais suivre :

2 Février 1906. — Prendre chaque jour du Baume Pectoral antiseptique Martin Toms :

En outre bien frictionner la poitrine des deux côtés pendant cinq minutes, le matin et le soir, avant de s'habiller et avant de se coucher avec l'Onguent résineux de Martin Toms ; il faut employer chaque fois sur chaque côté de la poitrine et du dos la valeur d'une noisette de l'Onguent. Il vaut mieux frictionner avec la main nue ; c'est immédiatement après les frictions que l'on prend le Baume pectoral.

Si la toux empêche le sommeil, prendre encore une mesure de Baume vers minuit.

Au bout de 15 jours de frictions, avoir soin de laver les parties frictionnées avec du cognac ou de l'eau-de-vie, de l'eau de Cologne.

10 Février 1906. — A ce moment l'appétit est meilleur, la malade commence à s'alimenter sans difficulté.

17 Février 1906. — L'appétit est régulier et les digestions faciles. Je conseille la suralimentation.

24 Février 1906. — A cette date, le relèvement de l'appétit persiste, la malade se sent plus de force. Elle prétend que sa respiration est plus facile et que son point de côté est moins vif.

3 Mars 1906 — A cette époque, la toux a diminué, les sueurs nocturnes ont disparu ; il n'y a pas de trace de filets sanguins dans les crachats beaucoup moins abondants. L'amélioration continue.

18 Mars 1906. — A ce jour, la malade mange autant qu'elle peut et ses digestions sont faciles. Elle a augmenté de deux kilos environ. Elle parle de reprendre son travail.

2 Avril 1906. — Il y a une nouvelle augmentation de 1 kilog. 300.

2 Mai 1906. — Les râles sous-crépitants n'existent plus même après la toux. La respiration dans le poumon gauche ne paraît plus soufflante. Il y a encore un peu de sub-matité.

En résumé : **elle a augmenté de six kilos depuis le début du traitement, c'est-à-dire en trois mois de temps. Je considère cette malade comme définitivement guérie,** sauf les imprudences qu'elle peut faire et qui peuvent compromettre son rétablissement complet. — Je lui conseille d'aller à la campagne. — Elle part le lendemain en ayant soin d'emporter avec elle deux flacons de Baume Pectoral de Martin Toms dont je lui recommande de prendre deux verres par jour, matin et soir du premier flacon, et un verre seulement, le soir, du deuxième.

Il résulte de cette observation que le **traitement Martin Toms détermine une amélioration certaine de la tuberculose pulmonaire.** J'ai obtenu une amélioration sensible des phénomènes d'auscultation et **surtout le relèvement de l'état général.** Or un tuberculeux qui engraisse est un tuberculeux qui triomphe de son affection. L'augmentation de poids est directement proportionnelle à la diminution de la virulence bacillaire, à telle enseigne que les pesées régulièrement faites sont le critérium le plus sûr que nous ayons sur la valeur d'un traitement.

Ce qui se dégage à première vue de mon observation clinique, c'est que **jamais le traitement Martin Toms n'a indisposé l'estomac ou l'intestin.** C'est un fait capital à remarquer. Et cependant ma malade avait été tout d'abord

5

traitée par la créosote et le gaïacol et elle avait accusé à cette époque des troubles dyspeptiques. C'est déjà là en faveur du traitement Martin Toms une incontestable supériorité. Et non seulement, ce traitement ne fatigue pas l'estomac, mais **il exerce sur la muqueuse gastrique une bienfaisante influence. En effet on constate le relèvement rapide de l'appétit.** L'anorexie n'a pas tardé à céder au traitement Martin Toms ; l'appétit est devenu plus régulier et plus soutenu. Il serait donc difficile de nier l'action stomachique du traitement Martin Toms.

Jamais je n'ai observé ces troubles gastro-intestinaux attribuables à la suralimentation même et qui sont les inconvénients de cette diététique. Par ses propriétés antiseptiques, le traitement Martin Toms s'oppose à l'intolérance stomacale, à l'intolérance intestinale, aux fermentations qui font perdre au malade tout le bénéfice déjà obtenu. Par son usage on est donc amené à prescrire une alimentation intensive et d'autant plus aisément, qu'on ne peut redouter de phenomènes d'intolérance. Parallèlement à la reconstitution de l'organisme nous observons la diminution des phénomènes locaux et fonctionnels. Nous avons remarqué **que notre malade a commencé à tousser beaucoup moins, que son expectoration est devenue plus fluide, moins visqueuse et, de purulente qu'elle était, est devenue muqueuse. Nous avons même observé la sédation absolue de la toux et de l'expectoration. La respiration a été plus facile, plus ample, sans fatigue et la malade appelait elle-même l'attention sur ce fait.** Les sueurs nocturnes ont disparu, ce qui est la conséquence de la diminution sensible de l'infection générale par les toxines et la tuberculine. La fièvre a disparu indiquant ainsi l'atténuation de la toxhémie, et l'absence de poussées fluxionnaires aiguës dans le poumon. L'auscultation nous révèle une amélioration indéniable des ulcérations bacillaires. La respiration est devenue moins rude, moins soufflante, bien qu'il persiste un peu de sub-matité ; les râles sous-crépitants humides se sont atténué peu à peu, et à la fin du traitement nous avons assisté à la disparition des foyers congestifs ; même en faisant tousser la malade, on n'entendait plus le moindre râle ; ce qui est une preuve qu'elle était en voie de guérison complète. En tout cas, ces résultats sur les signes physiques en même temps que le relèvement progressif de l'état général, permettront de procurer à notre malade une survie très prolongée.

CONCLUSIONS

Le traitement Martin Toms est dépourvu de toute action nocive même à dose élevée.

Grâce à cette qualité, il réalise fort bien l'antisepsie pulmonaire. S'il ne peut être bactéricide, c'est pour des raisons histologiques, la bacille étant protégé de toute part par une gangue isolante de sclérose. Mais **il agit puissamment contre les infections secondaires, et arrête la marche envahissante de l'infection tuberculeuse.**

En outre, imitant la nature elle-même, il détermine au sein du poumon des réactions congestives, d'où hyperémie et leucocytose s'opposant au développement de l'infection.

Il augmente le pouvoir agglutinatif du sérum sanguin, preuve de la résistance plus forte de l'organisme ; il développe l'acidité humorale insuffisante chez le tuberculeux, et transforme cet organisme hypoacide en terrain arthritique hyperacide. Par là il ralentit les échanges, les oxydations exagérées et arrête par conséquent l'affaiblissement progressif et la consomption.

Par son action dynamogénique, **il tonifie l'organisme ;** par son action stomachique **il excite l'appétit** et les digestions, facilite la suralimentation dont il écarte les dangers par son action antiseptique sur l'intestin. **Le traitement Martin Toms est donc l'agent antibacillaire le plus puissant,** puisqu'il s'adresse à la fois à la graine et au terrain.

Le résultat clinique prouve ce mode d'action. Nous observons en effet le relèvement de l'appétit, le retour des forces, l'augmentation de poids, la disparition des sueurs, de la fièvre, de l'expectoration ; les souffles d'induration diminuent et les râles humides disparaissent. La consomption s'arrête et l'espoir renaît.

Le traitement Martin Toms ne produit pas de phénomènes d'intolérance ou d'intoxication. Avec lui on obtient toujours de très brillants résultats.

Dr Paul CAPELLE.
135, Avenue Parmentier, Paris

Dʳ G. CŒUR

ancien interne de l'hôpital St-Joseph

47, rue St-Honoré

PARIS

Monsieur,

Ayant incidemment eu connaissance de votre médication, je l'ai conseillée à plusieurs tuberculeux de mes clients et je suis très heureux de vous annoncer que, chez tous, j'ai obtenu de très brillants résultats : sédation assez rapide de la toux, diminution des râles bronchiques, amélioration de l'état général et augmentation de poids.

Je ne cesse depuis lors de conseiller vos produits et suis très satisfait de ce genre de traitement bien supérieur à tous ceux que j'avais employés jusqu'ici : cacodylate, gaïacol, créosote, etc.

Je vous prie, Monsieur, d'agréer mes bien empressées salutations.

Docteur G. CŒUR.

———

QUELQUES CERTIFICATS DE GUÉRISONS

envoyés spontanément en reconnaissance par des personnes qui ont été guéries par mes remèdes.

Ces certificats sont authentiques et sincères et nous prions les lecteurs qui désirent se renseigner d'écrire à *plusieurs* de ces personnes et d'y joindre un timbre de dix centimes pour la réponse. Il y a à l'Institut médical, 89, rue Lafayette, des milliers de certificats semblables que nous tenons à la disposition du public.

Monsieur Martin Toms,

Dans un but humanitaire, mon devoir et ma reconnaissance m'imposent de vous adresser la présente attestation.

Après trois années de souffrances d'une bronchite rebelle, résistant à tous les traitements, je ne faisais que tousser et expectorer.

Le hasard me dictant de prendre connaissance de votre intéressante brochure, traitant des maladies de poitrine, que vous décrivez avec tant de précision, je vous priais de me l'adresser, ce que vous vous êtes empressé de faire, je vous en remercie mille fois.

Après l'avoir lue avec attention, j'y ai trouvé mon cas.

J'ai donc commencé votre traitement avec le Baume Pectoral ainsi que l'Onguent Résineux, je l'ai suivi exactement, et je m'en félicite, car c'est le seul qui m'a guéri.

Merci donc mille fois, Monsieur Martin Toms, et recevez l'assurance de mon profond respect.

Votre très obligé,

E. PETIT, (signature légalisée)
4, rue Pierre-Dupont, à Paris.

———

Monsieur,

Je puis vous affirmer qu'avec les remèdes que vous avez envoyés, le malade se trouve beaucoup mieux. Il a beaucoup plus d'appétit, ne tousse plus et ne transpire jamais maintenant. Encore un peu de ce régime et la guérison sera complète.

Recevez, Monsieur, mes sincères salutations.

E. L., à *Scionzier (Haute-Savoie)*.

MONSIEUR MARTIN TOMS,

Je suis heureuse de vous annoncer que j'ai eu une chance dans ma vie le jour où j'ai trouvé votre Baume pectoral, car sans lui, je ne vivrais plus. Je l'ai déjà enseigné à beaucoup de personnes qui étaient comme moi et qui, maintenant, me remercient.

Jusqu'à une petite fille de 7 ans qui ne pouvait sortir de la chambre sans être enrhumée et que le médecin désespérait de guérir. Elle est maintenant complètement guérie, va à l'école ; elle a une bonne figure et court avec les autres comme si elle n'avait rien eu.

Je pourrais vous en citer dix comme cela.

Pour moi, la transpiration qui m'affaiblissait a disparu ainsi que la toux. Je ne crache plus, ne suis plus essoufflée et je mange très bien.

Bien des remerciements et mes salutations.

Mme Vve I., à *Mazé (M.-et-L.)*

A MONSIEUR MARTIN TOMS, pharmacien-spécialiste,

Grâce à votre Baume Pectoral et Onguent Résineux, j'ai été complètement guéri de ma bronchite dont je souffrais depuis de longues années. Votre traitement m'a rendu le sommeil, a fait cesser ma toux et mes oppressions ; c'est le seul qui soit parvenu à me guérir et je vous autorise à faire connaître par la publicité mon attestation.

Votre reconnaissant serviteur,

Michele CARINI, *sculpteur*.
rue Olivier-de-Serres, 31, Paris.

MONSIEUR MARTIN TOMS,

Depuis 5 ou 6 ans, j'avais une douleur au côté gauche, je ne pouvais travailler et la voix était voilée. J'avais consulté plusieurs médecins et même des spécialistes qui m'ont ordonné toutes sortes de médicaments sans aucun résultat. En un mot, j'étais tuberculeux.

Je ne crachais pas beaucoup; mais c'était des crachats grisâtres, perlés et difficiles à avoir. J'étais essoufflé, fiévreux et sans appétit.

J'ai essayé votre traitement et j'ai reconnu que c'était ce qui me faisait le plus de bien. J'ai d'abord été vite soulagé; la douleur a disparu et en ce moment, je ne ressens plus rien.

Je vous remercie et vous prie de recevoir mes salutations.

C... Etienne, *à Verneuil (Haute-Vienne)*.

MONSIEUR MARTIN TOMS,

Depuis 7 ans, je souffrais d'une maladie de poitrine qu'aucun traitement ni remède ne sont parvenus à atténuer ni guérir. Sur le conseil d'un ami, je me suis décidé à tenter une dernière épreuve en recourant à votre Baume Pectoral et Onguent Résineux. Au bout d'un mois, j'ai obtenu un tel résultat que je me trouve pour ainsi dire entièrement rétabli; je ne puis donc attendre plus longtemps de vous adresser mes plus vifs remerciments, et je vous autorise, dans l'intérêt de l'humanité souffrante, à publier mon attestation, que je signe

Ch. KREEFT,
rue Millon, 24, Paris.

CHER DOCTEUR,

Après une mauvaise bronchite, le docteur qui me soignait trouva le côté gauche atteint et me fit des pointes de feu. J'avais repris mon travail, mais je ne tardais pas à retomber malade.

C'est alors que j'eus connaissance de votre remède par le *Petit Journal*; je suivis vos conseils et la toux disparut; la voix redevint claire, les crachats n'étaient plus aussi vilains. Mon poids a augmenté et aujourd'hui je ne ressens plus rien.

Ma femme a été malade pendant ce temps et elle a été guérie par votre Baume.

Recevez, Monsieur, mes civilités empressées.

M..., *rue du Filloir, à Gisors (Eure).*

MONSIEUR MARTIN TOMS, pharmacien,

Ma longue et pénible maladie de poitrine m'a fait essayer beaucoup de remèdes et recourir à un grand nombre de médecins. La toux persistant toujours, les crachats augmentant encore, l'appétit nul, tout repos m'ayant abandonné et ma respiration de plus en plus courte, j'eus l'heureuse idée de recourir à votre précieux Baume Pectoral, qui, en moins de six semaines, m'a complètement changé et m'a rendu la vie. Combien je suis heureux de venir vous en remercier publiquement ! Croyez, Monsieur Martin Toms, à ma reconnaissance éternelle.

Edouard LABERTHONNIÈRE,
rue Volta, 52, au 3ᵉ Paris.

MONSIEUR LE DIRECTEUR,

J'ai eu il y a cinq ans une pleurésie qui a laissé des traces et qui m'a bien fait tousser. Au début du traitement, je me suis trouvé beaucoup mieux. Auparavant, je m'enrhumais très souvent et je n'avais rien trouvé pour me calmer. J'avais maigri beaucoup, malgré un bon appétit. Les crachats étaient jaunâtres et ils sont devenus blancs comme de la salive.

Aujourd'hui, je ne ressens plus rien, grâce à vous et je n'ai plus de douleurs, ce qui indique bien la guérison de cette pleurésie et de la lésion qu'elle m'avait laissée. J'ai même pu chasser sans fatigue aucune.

Je vous remercie et vous adresse mes félicitations.

G..., *à Vernoux-s/-Boutonne (Deux-Sèvres).*

A Monsieur Toms,

Après avoir souffert si lontemps, je suis heureux de vous annoncer mon rétablissement, grâce à votre précieux Baume Pectoral. J'ai pu reprendre mon travail, et mes forces sont revenues. Soyez béni toute votre vie, car vous êtes mon sauveur ; j'avais tout fait pour ma bronchite, mais en vain. Je vous autorise à publier ces lignes de reconnaissance.

Jean FONTANIER,
32, Boulelard Voltaire, Asnières (Seine)

Monsieur,

Je toussais depuis 3 ans tous les matins, et je crachais difficilement ; je ressentais un point au côté gauche et m'enrhumais à tout propos. J'avais des maux de reins et de grandes douleurs.

J'ai voulu essayer votre traitement et après avoir suivi vos conseils, je me suis senti mieux. J'ai pu me remettre à travailler après 15 jours de traitement ; les crachats étaient plus faciles, la toux diminuait et aujourd'hui, je ne ressens plus rien.

Je vous remercie de vos bons conseils et vous prie d'agréer mes meilleurs sentiments.

B..., *à Ouroüer-les-Bourdelins (Cher).*

A Monsieur le Directeur de l'Institut médical,
pour la guérison des maladies de poitrine,

Je ne saurais assez répandre les éloges de votre Baume Pectoral contre les bronchites ; de tous les remèdes, c'est le seul qui m'a réussi et il est inappréciable, aussi, à n'importe qui, connu ou inconnu, que je verrais souffrir de la poitrine, je m'empresserai de le recommander.

Votre serviteur dévoué,

Antoine LEMOINE,
21, rue Boucry, 18ᵉ arrondissement, Paris.

Monsieur,

A la suite d'une mauvaise bronchite, je toussais et crachais beaucoup ; je souffrais du côté gauche qui me brûlait presque toujours.

J'ai donc suivi vos conseils, et je suis heureux de vous annoncer que je suis remis. Je ne ressens plus de douleurs dans la poitrine ; l'appétit est bon et maintenant je travaille sans être gêné.

Recevez, Monsieur, mes plus grands respects.

Eugène S..., à *Flamanville (Seine-Inf.).*

Monsieur le Directeur de l'Institut du docteur Martin Toms.

Après avoir consulté votre traité sur les maladies de poitrine et des voies respiratoires, j'y ai trouvé mon cas et je n'ai pas tardé à avoir recours à votre methode curative, qui m'inspirait beaucoup de confiance. Atteint des bronches et de la respiration, toussant nuit et jour, étouffant parfois, je ne trouvais nulle part de soulagement. Les expectorations me rendaient la vie bien à charge et j'étais effrayé de moi-même. Après avoir pris six boîtes de votre excellent Baume Pectoral et six pots d'Onguent résineux, j'ai senti que votre remède me rendait l'espoir de guérir, car je remarquais dans votre traité que les effets obtenus correspondaient à ce que vous y décriviez. Ma couleur jaunâtre disparaissait et devenait rose, mes crachats diminuaient et devenaient blancs, mon appétit revenait et mes nuits étaient bien meilleures ; j'ai continué régulièrement votre traitement et je puis vous annoncer aujourd'hui que je suis radicalement guéri au bout de deux mois et demi de traitement.

Combien je regrette de ne pas avoir connu plus vite vos médicaments et votre adresse, j'aurais épargné beaucoup d'argent et de souffrances.

Soyez assuré, Monsieur le Directeur, que je ne cesserai de dire du bien de votre Institut, ainsi que des remèdes de M. Martin Toms, que je recommanderai à toutes mes connaissances.

Ernest VAN WIERST,
127, rue de la République, à Puteaux (Seine).

MONSIEUR MARTIN TOMS,

Je tiens à vous remercier chaleureusement pour le bien que vous avez procuré à ma femme.

Comme je vous l'ai déjà écrit, elle avait tout essayé depuis plus d'un an et sans succès. Elle était atteinte de phtisie.

Après deux mois de votre traitement, elle était déjà mieux. Elle ne désespérait plus. Les expectorations avaient diminué ainsi que la toux ; la faiblesse générale a disparu peu à peu ; l'appétit est revenu.

Elle ne pouvait pas se coucher sur les côtés et dormait très mal.

Aujourd'hui, tout cela est parfait et la guérison est certaine maintenant. La toux est insignifiante et, avec le beau temps, la guérison va être complète.

J'ai bien fait de ne pas écouter le pharmacien qui me conseillait ses drogues en remplacement de vos médicaments dont je reconnais la supériorité.

Je vous prie, Monsieur, de croire à toute ma reconnaissance.

Prosper D..., à Tourcoing (Nord).

Monsieur le Docteur-Pharmacien Martin Toms,

Après avoir souffert pendant huit ans d'une bronchite et dépensé des milliers de francs aux médecins et à toutes sortes de drogues sans résultat, je viens de me guérir grâce à votre Baume Pectoral. J'ai voulu essayer votre préparation parce que je lisais souvent vos guérisons que vous opériez à Paris et dont j'ai été convaincu, car je n'avais plus confiance dans aucun remède sans preuve sur place ; c'est ainsi que j'aurais dû faire depuis longtemps, mais ceux qui vraiment vous guérissent sont rares à rencontrer ; votre méthode est répandue dans tous les coins de la France, elle le mérite. Je vous autorise à répandre cette attestation et vous prie de croire à mes meilleurs sentiments de reconnaissance et de dévouement.

Georges BECK,
131, rue d'Allemagne, Paris.

MONSIEUR LE DOCTEUR,

Depuis longtemps, j'avais une maladie de cœur et de l'emphysème. J'étais très essouflé ; le pouls était irrégulier et intermittent, surtout quand je marchais. Il me fallait trois quarts d'heure pour faire un trajet que les autres font en un quart d'heure.

Je ressentais une douleur au côté gauche et je crachais gris blanc, surtout le matin. J'avais eu plusieurs bronchites et je n'avais jamais pu courir comme les personnes du même âge que moi. Les urines étaient très rouges.

Au bout de peu de temps de votre traitement, je me suis senti soulagé. Vos remèdes ont eu vite raison de ma bronchite et plusieurs membres de ma famille s'en sont bien trouvé pour des rhumes. Je ne tousse plus ; je dors bien, je mange bien et je marche facilement.

A l'avenir, je ne veux jamais en manquer, surtout pendant l'hiver.

Agréez, monsieur le Docteur, mes très sincères salutations.

J. B. F., *à Fontaine-les-Luxeuil (Haute-Saône).*

———

Monsieur le professeur Martin Toxs,

Au nom de mes chers parents, de toute la jeunesse de Carrières-Saint-Denis et de votre serviteur, je vous exprime en ce beau jour ma profonde reconnaissance pour m'avoir délivré d'une maladie qui rarement pardonne, car j'étais atteint de la poitrine à tel point que j'avais été définitivement réformé du service militaire. C'est plus qu'un devoir pour moi de rendre publique ma guérison et de faire connaître l'efficacité de votre Baume Pectoral et Onguent résineux que je ne cesserai de recommander en toute occasion.

Croyez à ma plus vive gratitude avec laquelle je reste votre tout dévoué.

Isidore TOUCHARD,
4, rue de la Fontaine, à Carrières-Saint-Denis,
par Chalou (Seine-et-Oise).

MONSIEUR LE DIRECTEUR,

Mon fils ayant eu une forte bronchite, j'ai pris du Baume pectoral, car il toussait jour et nuit. Cela lui a fait beaucoup de bien et au bout de peu de temps il ne toussait plus. Il mange bien et dort à merveille.

Ma fille aussi avait dernièrement été guérie avec le Baume.

Je n'hésite jamais à me servir de ce produit, car il y a dix ans, il m'a guéri d'une bronchite chronique que les médecins avaient dû abandonner.

Veuillez agréer, Monsieur, mes salutations distinguées.

S..., *rue Blanche. à Alfortville (Seine)*.

A Monsieur le Docteur Martin Toxs,
ou à Monsieur le Directeur de l'Institut médical.

Cher Monsieur,

Quand, il y a quelques mois, j'ai eu le bonheur de vous écrire mes remerciements, je gardais encore une arrière-pensée de la stabilité de ma guérison, je vous l'avoue franchement, veuillez cependant m'en excuser; cependant je me sentais guéri et je ne voulais pas tarder à vous exprimer alors ma reconnaissance et faire connaître votre précieuse découverte contre la tuberculose et les bronchites dont j'étais atteint simultanément. Les médecins m'avaient déclaré incurable et ensuite ma bronchite me revenait tous les hivers de plus en plus forte, à tel point que je me décourageais de la vie. Aujourd'hui que j'ai la conviction entière que je suis radicalement guéri, car je n'ai plus rien ressenti pendant tout l'hiver et après avoir fait ausculter ma poitrine et analyser les quelques petits crachats insignifiants, les médecins m'ont déclaré que j'étais sauvé. Je puis dire que ma guérison doit être une des plus belles que vous avez opéré sur les milliers de malades qui suivent votre méthode, car on ne parle que de vous, ici dans notre ville, aussi je ne pourrais vous oublier pour vous témoigner plus que jamais ma gratitude et mon dévouement.

L. WARIN, *industriel,*
7, rue du Parc, à Asnières (Seine).

Monsieur,

J'ai l'avantage de vous faire savoir qu'une seule bouteille de votre Baume pectoral m'a complètement débarrassé de mon oppression et de la toux. Je souhaite que beaucoup de gens connaissent vos remèdes, car j'en ai apprécié les bienfaits.
Recevez mes civilités.

H. L., à Ivry-la-Bataille (Eure).

———————

Monsieur Martin Toms,

Atteint au poumon droit, toussant et expectorant : abandonné des médecins, et sans obtenir de guérison avec aucun remède, je me sentais bien pris. Mes yeux sont heureusement tombés sur votre brochure et je me mis à faire l'essai de votre précieux Baume Pectoral. Il ne m'a pas fallu longtemps pour juger la valeur de ce remède qui m'a complètement guéri. Je ne regrette qu'une chose, c'est d'avoir dépensé tant d'argent inutilement avant de vous connaître. Je vous autorise à publier mon cas et vous remercie de tout cœur.

Ed. MICHELL.
25, rue Notre-Dame-des-Victoires, Paris.

———————

Monsieur le Directeur,

Vous pouvez être persuadé que je vous adresserai toutes les personnes que je connaîtrai atteintes de maladies de poitrine ; car j'ai été très satisfait de votre traitement.

Je toussais énormément et je maigrissais à vue d'œil à cause des sueurs pendant la nuit. Je ne mangeais plus et je devenais très faible, ne pouvant pas respirer.

Dès que j'ai employé vos précieux remèdes, j'ai eu du mieux et aujourd'hui, je suis guéri.

Envoyez-moi plusieurs brochures pour que je les distribue.
Votre dévoué,

J. H..., à Scionzier (Haute-Savoie).

Monsieur le Directeur,

Désespéré de souffrir, je me suis rendu chez vous pour avoir du Baume Pectoral. Après en avoir pris selon la prescription, je dois déclarer que je me sens revivre. Ce remède mérite d'être connu, et on ne saurait en payer la valeur ; aussi, je le recommanderai à tous ceux qui sont oppressés, toussent et passent des mauvaises nuits, car il m'a radicalement guérie.

Agréez, Monsieur le Directeur, etc.

Madame Léon HAYS,
148, faubourg Saint-Martin, Paris.

Cher Docteur,

A la fin de mars dernier, j'ai eu une crise de bronchite après laquelle j'ai toussé longtemps. Malgré cela, je ne désespérais pas, car je suivais votre traitement que j'ai continué jusqu'à guérison.

Je suis heureux de vous annoncer qu'aujourd'hui je ne ressens plus rien et, sauf rechute, je me considère comme parfaitement guéri.

Veuillez agréer, Monsieur, mes empressées salutations.

L. D..., *à Touques (Calvados).*

Monsieur le Directeur,

Je ne saurais pas faire autrement que de remercier publiquement mon bienfaiteur, car je suis mère d'une petite fille de 6 ans qui, d'après les médecins, était atteinte d'une bronchite capillaire, toussant nuit et jour, que c'était effrayant à voir. J'ai eu recours au Baume Pectoral de l'Institut Martin Toms, et je ne puis que dire la vérité : mon enfant est sauvée. Honneur à cet homme de bien dont je garderai, toute ma vie, le meilleur souvenir.

Epouse CHAMPION,
110, rue Brémond, à Noisy-le-Sec (Seine).

Monsieur,

J'ai tardé à vous écrire et je vous prie de m'excuser.

Je tiens à vous affirmer que les personnes qui ont suivi votre traitement en ont été satisfaites et moi tout le premier. De telle sorte que je suis prêt à le faire connaître à tous ceux qui peuvent en avoir besoin.

Recevez, Monsieur, mes sincères salutations.

G... Jules, *à Tourouvre (Orne)*.

———

A Monsieur le Pharmacien et Professeur Martin Toms,

Je viens tenir ma promesse que je vous ai faite quand j'ai commencé à suivre votre traitement au Baume Pectoral, et je vous autorise, en reconnaissance, à publier ma guérison dans tous les journaux. On n'est pas peu surpris dans mon voisinage de me voir si bien rétabli, après tant d'essais infructueux et avoir tant souffert. Votre remède est réellement un vrai Baume, qui cicatrise les bronches et les poumons, fait cesser la toux, rend la respiration, le sommeil et les forces perdues ; de plus, il est agréable à prendre, je l'appellerai le Baume de vie des souffrants.

Agréez, Monsieur Martin Toms, l'expression de ma plus vive gratitude.

Victor LAMOUREUX,
rue Vicq-d'Azir, n° 11, Paris (X° arrond.)

———

Monsieur,

Atteinte d'une laryngite de vieille date, et ayant pris du Baume pectoral jusqu'à la 7° série, c'est vous dire si la guérison a été longue à se produire ; mais je crois qu'elle sera durable.

J'ai fait part de votre traitement à une de mes amies atteinte aussi de laryngite et je vous prie de lui envoyer une caisse de Baume.

Je vous remercie d'avance et vous prie d'agréer mes salutations.

Mme Lucie M..., *rue Beauveau, Marseille.*

Monsieur le Directeur,

C'est avec la plus vive satisfaction et pleine de reconnaissance envers mon bienfaiteur que je m'empresse de vous adresser, Monsieur le Directeur, la lettre suivante :

Il y a deux ans, j'étais complètement abandonnée des médecins ; par suite d'une bronchite négligée, j'avais l'asthme d'une manière à ne plus pouvoir respirer, toussant nuit et jour.

J'avais cependant essayé les remèdes les plus en renom dans mon pays, mais en vain.

Un jour une amie, habitant la Belgique, me conseilla fortement de ne pas perdre courage et de m'adresser à M. Martin Toms, de Bruxelles, qui s'occupe uniquement de la guérison des maladies de poitrine par son Baume Pectoral et son Onguent Résineux. J'ai fait usage de ces excellents remèdes, qui m'ont complètement guérie.

Le service que M. Martin Toms m'a rendu est trop grand pour ne pas le publier en Belgique comme en France.

Recevez, Monsieur, l'assurance de ma parfaite considération.

Mᵐᵉ MARMIER-DEKESEYR, *rentière,*
villa St-François, à Agen (Lot-et-Garonne).

Monsieur le Docteur,

J'avais l'intention de vous écrire à la fin du traitement mais je me suis ravisée et j'ai jugé bon d'attendre encore un certain temps pour pouvoir plus facilement vous renseigner sur mon état.

Aujourd'hui, j'ai la grande satisfaction de vous informer que ma santé est parfaite. Je ne souffre plus comme par le passé ; les digestions sont bonnes, j'ai un appétit excellent et je parle sans aucune difficulté, alors qu'autrefois j'avais la voix voilée. J'ai augmenté d'un kilogr. ; je dors bien, je n'ai plus de fièvre et ne suis plus essoufflée. Les forces sont revenues complètement.

Aussi, Monsieur, c'est avec grand plaisir que je vous remercie du traitement que vous m'avez ordonné et que je vous prie de croire à ma profonde reconnaissance.

Mˡˡᵉ Louise P..., *à Vailly-s/-Sauldre (Cher).*

6

Monsieur Martin Toms,

Je suis heureuse de pouvoir joindre mes félicitations à toutes celles que vous avez déjà reçues pour la guérison que j'ai obtenue d'une mauvaise toux avec votre Baume Pectoral et les frictions avec votre Onguent résineux, et vous prie de recevoir les remerciements de votre toute dévouée.

Epouse DORIE, *à Tournus (S.-et-L.).*

Monsieur le Docteur,

Vous m'aviez autrefois prié de vous donner des nouvelles de ma femme.

Après le traitement, elle s'est trouvée indemne du commencement de tuberculose qui la minait. Elle avait craché du sang à plusieurs reprises et avait beaucoup maigri.

Vos remèdes ont si bien agi que le docteur qui la voyait de temps à autre a été étonné du résultat.

Je vous prie, Monsieur, d'agréer mes salutations empressées.

R..., *à Champignol (Aube).*

Monsieur,

Je suis aussi du nombre de ceux qui viennent vous exprimer leur vive reconnaissance pour la guérison obtenue grâce à votre excellent Baume Pectoral et aux frictions de votre Onguent résineux. Atteinte d'une bronchite chronique avec emphysème depuis 3 ans, je ne pouvais dormir, toussais nuit et jour et rendais souvent, la respiration était difficile et les sueurs m'accablaient. J'ai vu disparaître tout cela par votre traitement et aujourd'hui je suis bien ragaillardie. Dans l'intérêt de ceux qui souffrent, je ne puis que rendre hommage à la vérité ainsi qu'à vos précieux remèdes.

Votre dévouée,

NOTTE (Fidéline), Hameau du Collysée, *à Lys-les-Lannoy (Nord .*

Monsieur,

Ma fille a eu l'an dernier une pleurésie et elle continuait à tousser malgré toute la série de drogues et de poisons ordonnés par les docteurs qui y perdaient le peu de latin qu'ils avaient appris.

Au bout de quelques jours de votre traitement, elle a ressenti une amélioration sensible ; elle ne toussait presque plus et la douleur vive du point pleurétique se calmait peu à peu. Elle mangeait mieux et pouvait vaquer à ses occupations.

Aujourd'hui, malgré l'hiver, elle ne ressent plus rien et elle est absolument comme avant la maladie.

Je vous remercie infiniment et croyez bien que j'indiquerai toujours votre remède à ceux que je connaîtrai.

Salutations empressées.

P..., *rue Zoé-Michel, à Ste-Menehould (Marne).*

———

Monsieur,

Je suis très content de pouvoir vous adresser mes plus vifs remerciements pour la guérison que j'ai obtenue, grâce à votre Baume Pectoral. Votre traitement est réellement efficace pour les bronchites, la toux et les étouffements. Je le recommanderai en toute occasion.

Votre dévoué et reconnaissant.

François RALLET,
Gardien de la paix, 14, rue Saint-Jean, à Paris.

———

Monsieur le Docteur,

Depuis que je suis votre traitement, mes crachats ont complètement changé.

J'avais suivi précédemment un traitement à la créosote ; mais je n'ai jamais éprouvé les bienfaits que m'a procurés votre médication.

Respectueuses salutations.

R..., *avenue de Suffren, Paris.*

Monsieur,

Je vous remercie beaucoup de l'intérêt que vous portez à ma santé. Comme vous l'avez prévu, mes bronches ont repris leurs forces et leur état normal grâce à votre traitement et j'espère que cela continuera. Votre Baume est un remède tout à fait efficace et je ne sais comment vous remercier.

Je vous autorise à publier mon cas et si, toutefois, je connaissais quelqu'un qui en ait besoin, je penserais toujours à lui conseiller le Baume Martin Toms.

Marie MAGOT, a Ajain (Creuse).

Monsieur,

Depuis de longs mois déjà, une de nos sœurs souffre, comme j'ai souffert moi-même, de la terrible tuberculose. Toux, fièvre continue, crachats abondants, insomnie, manque absolu d'appétit, vomissements fréquents, voici son état.

Après avoir essayé en vain beaucoup de remèdes, sans obtenir de vrai soulagement, elle se décide enfin, sur mes instances et ma bonne mine à suivre votre traitement. Je l'encourage vivement et fais des vœux pour qu'il lui procure une amélioration aussi notable que la mienne.

Je suis heureuse de vous exprimer à nouveau ma profonde gratitude pour la santé que ces médicaments précieux m'ont fait retrouver avec des forces nouvelles qui me permettent de me dévouer encore aux nombreux et pauvres malades de cet hôpital.

Il y a une quinzaine de jours, j'ai visité M' B... Sa première parole en me voyant, a été pour me remercier de lui avoir procuré votre remède. Il va déjà mieux et son courage paraît renaître avec sa vie. Il est si triste de souffrir sans espoir de guérir !... Avec plaisir, je recevrais un ou plusieurs de vos traités, non pour moi qui les connais suffisamment, mais pour les propager.

Daignez agréer, Monsieur le Directeur, l'assurance de ma religieuse considération.

SŒUR X... fille de la Charité
hôpital mixte Montluçon (Allier).

MONSIEUR,

Ayant été très enrhumée l'hiver dernier, j'ai dû essayer tous les remèdes sans obtenir de résultat.

Etant à bout de forces, perdant tout espoir, votre traitement me fut indiqué par un ami qui en avait fait usage. J'ai essayé et cette fois j'ai obtenu un bon résultat.

Sans vos remèdes, l'hiver ne m'aurait pas été favorable et au bout de peu de temps mon rhume fut tout à fait guéri.

Soyez sûr, Monsieur, que je ferai part à tous mes amis et connaissances de votre bon remède.

Veuillez agréer mes empressées salutations.

Mlle Henriette D..., *rue Michelet, à Bondy (Seine)*.

Monsieur,

Il y a environ un an, à cette époque, sur le conseil d'une personne que vous aviez guérie, je vous demandais 7 flacons du Baume Pectoral avec Onguent résineux pour ma femme atteinte depuis plusieurs mois d'une forte bronchite que nous ne pouvions guérir, malgré l'emploi de différents remèdes. Votre traitement a été merveilleux et je tiens à vous en adresser nos vifs remerciements. Si je ne l'ai pas fait plus tôt, c'est parce que je tenais à voir si la bronchite serait revenue avec l'hiver, car, depuis 10 ans, l'hiver ne se passait jamais sans de forts rhumes.

Je suis heureux de vous faire connaître qu'il n'en a pas été ainsi cette année. Aussi, nous vous adressons toute notre reconnaissance pour ce merveilleux produit que je ne cesse de faire connaître aux personnes qui en ont besoin, remède excellent pour les affections de poitrine, et que je me plais à reconnaître d'autant plus que je n'y avais, je vous l'avoue, qu'une médiocre confiance au début.

Avec tous mes remerciements, je vous prie, Monsieur, d'agréer l'expression de ma vive reconnaissance.

Fic P..., *Avenue St-Symphorien*
Vannes (Morbihan).

Monsieur le Docteur,

Je ne puis que faire des éloges de vos médicaments. C'est en lisant le journal que j'avais pu me procurer votre délicieux Baume qui m'a soulagé tout de suite au premier flacon.

Depuis, je ne l'ai pas oublié et à tous ceux qui me parlent de ma santé, je ne puis que le vanter ainsi que l'onguent.

A vous, Monsieur le Directeur, mes remerciements.

Arsène MÉVEL, *Pleumeur Gaulier (C.-du-N.).*

MONSIEUR,

Sur les conseils du médecin qui soigne mon fils, je vous ai demandé vos médicaments. Dès le début du traitement, mon docteur a trouvé une sensible amélioration. Il toussait beaucoup, dormait mal, crachait difficilement et gris. Depuis longtemps, il avait perdu l'appétit et maigrissait beaucoup, tout cela à la suite d'une fièvre typhoïde qui l'avait bien abattu.

Aujourd'hui, je suis heureux de vous déclarer que le docteur le considère comme guéri. Vous verrez par le bulletin ci-joint que son état ne laisse plus rien à désirer.

Je vous félicite pour la bonté d'une telle préparation et vous prie de croire à ma reconnaissance.

D..., *boul. National, à Marseille.*

Monsieur le Directeur,

Je ne puis que vous faire mes éloges sur les effets bienfaisants de votre Baume Pectoral et Onguent résineux que vous préconisez contre les maladies de poitrine et vous prie de me faire parvenir encore 7 flacons et 7 pots d'onguent contre le mandat ci-inclus de 36 francs.

Agréez, monsieur, mes meilleurs sentiments.

Léon de LUSSATTS, *14, rue Florestine (Monaco).*

Monsieur le Professeur,

Je tiens à vous remercier de votre Baume pectoral, car je toussais depuis deux ans et mon affection est maintenant guérie. Voilà sept mois que j'ai cessé le traitement et je n'ai rien ressenti malgré le mauvais temps.

J'ai repris mon poids normal, ayant augmenté de 8 livres ; je ne ressens plus de douleurs dans les épaules et je ne transpire plus.

Encore merci et bien à vous.

Lucien L..., *à St-Martin-d'Ablois (Marne).*

Monsieur Martin Toms,

Je regrette bien de ne pas vous avoir écrit plus tôt pour vous remercier. Grâce à votre traitement, ma santé est bonne. Quelle différence avec l'hiver dernier ! J'ai cessé de tousser vers le mois de mai et malgré cela, j'ai continué à prendre du Baume Martin Toms. J'en prends chaque fois que je tousse et j'ai l'intention de me remettre au régime un peu tous les hivers.

Je vous remercie bien, parce que si je suis heureuse, c'est à vous que je le dois, car à 49 ans, mon mal pouvait s'aggraver, gagner l'autre poumon et m'amener à la mort.

Je souhaite que les malheureux phtisiques et tuberculeux apprennent à vous connaître, car vous êtes le seul qui puissiez soulager leurs souffrances.

Je vous autorise à publier mon nom et vous prie de recevoir mes sentiments reconnaissants.

M⁰⁰ LAFOSSE, *Ivry-la-Bataille (Eure)*

Monsieur,

C'est un grand plaisir pour moi de vous remercier du traitement qui m'a fait grand bien et a guéri ma toux. Je vous en serai toujours reconnaissante.

Recevez, Monsieur, l'expression de mes meilleurs sentiments.

Mᵐᵉ C..., *rue Rouvet, Paris.*

MONSIEUR,

Ayant appris par Mlle L... à qui votre traitement a fait beaucoup de bien, que vous soigniez l'emphysème. j'ai voulu essayer votre traitement.

J'ai, de suite, constaté qu'il m'a fait beaucoup de bien.

Vous pouvez vous attendre à de nombreuses demandes, car je l'ai fait connaître à plusieurs malades.

Veuillez agréer, Monsieur le Docteur, mon sincère dévouement.

Sœur CLAIRE, *maison du St-Esprit, à R. (Vosges).*

―――――

MONSIEUR MARTIN TOMS.

Ne pouvant me présenter moi-même pour vous remercier, je vous adresse ces quelques mots.

Je suis maintenant très bien ; je ne tousse plus et passe de très bonnes nuits. Je suis surprise, car quand j'ai commencé votre traitement, j'étais bien mal ; je ne mangeais plus et j'étouffais toujours, principalement le matin ou quand il faisait vent. J'avais des points que je n'ai plus jamais ressentis.

Je vous remercie de nouveau et vous adresse mes respectueuses salutations.

Mme S..., *boul. Dasnier, à Villeneuve-la-Garenne (Seine).*

―――――

« Je soussigné, déclare qu'étant atteint depuis plus de cinq « ans d'une bronchite chronique, je n'ai trouvé la guérison « qu'en suivant le traitement du professeur Martin Toms. Ce « remède, agréable à prendre, m'a rendu le sommeil, la respi- « ration et l'appétit. Je ne pourrai pas assez le recommander « à ceux qui souffrent de la poitrine.

« Agréez, Monsieur, le Directeur, avec mes remerciements « anticipés, l'assurance de ma parfaite considération.

E. COMBE, *7, rue Dampierre, à Paris.* »

MONSIEUR MARTIN TOMS,

Je suis très satisfait de vos remèdes, car me voici guéri.

Depuis 3 ans, j'étais atteint d'une laryngite granuleuse et le médecin qui me soignait ne pouvait que me soulager.

J'ai connu vos remèdes par un ami et le résultat ne s'est pas fait attendre. Après un mois et demi, j'étais radicalement guéri. Il était temps, car je désespérais, me croyant pris de la poitrine.

Ainsi, Monsieur, il me reste à vous remercier, car j'apprécie la valeur de vos remèdes que beaucoup de gens ignorent, malheureusement. S'ils les connaissaient, ils ne consulteraient pas les médecins qui n'y connaissent rien et vous traitent souvent pour le contraire de ce qui existe.

Avec mes remerciements, recevez, Monsieur, mes sincères salutations.

R. R.., à *Tourouvre (Orne)*.

A Monsieur le Docteur de l'Institut Martin Toms,

Condamnée pour ne plus avoir à vivre que quelques jours, je me suis adressée à vous en désespoir de cause pour suivre votre traitement au Baume Pectoral antiseptique et les frictions avec votre onguent résineux ; voilà un mois que je m'en sers régulièrement et je ne puis m'empêcher de venir vous déclarer que vous me rendez la vie par vos merveilleux remèdes. Je marche vers la santé. Ma toux diminue, ma force et ma respiration me reviennent. Je vois que vous êtes mon sauveur. Je vous écrirai la suite de ma guérison complète aussitôt que je n'aurai plus besoin de prendre vos remèdes. Entre-temps, je ne puis dans l'intérêt de l'humanité souffrante égarée rester silencieuse, et je vous autorise à publier ces lignes où vous voudrez, car c'est plus qu'un devoir, surtout quand je vois les erreurs commises par la science.

A bientôt.

Votre toute dévouée et reconnaissante.

Epouse de LÉON,
16, rue Saint-Gilles, à Paris.

Mon cher Monsieur Toms,

Quand je vous ai écrit le 6 juillet dernier concernant la grande amélioration que je ressentais dans mon état, je vous ai promis de vous envoyer mon attestation de guérison aussitôt rétablie ; aujourd'hui, ce résultat est obtenu après quatre mois et demi de traitement suivi scrupuleusement tel que vous me l'avez prescrit.

Ah ! pourquoi n'ai-je pas eu plus vite recours à vous, je connaissais cependant votre Institut par la publicité dans les journaux, mais les uns me disaient : c'est tout de la réclame, les autres me conseillaient ceci, et puis les médecins m'abandonnaient. Oui, si j'avais commencé dès le début de ma maladie à prendre de votre Baume, je n'aurais pas dû abandonner mon travail et dépenser tant d'argent inutilement ; enfin cela sera encore vite oublié, mais je ne puis que vous l'écrire pour que d'autres malheureux ne suivent pas mon exemple et par reconnaissance pour vous qui m'avez rendu la vie.

Votre toute dévouée,

Epouse de LÉON,
16, rue Saint-Gilles, à Paris.

Monsieur le Directeur,

Je vous remercie bien sincèrement de la consultation que vous m'avez donnée autrefois et j'ai le vif plaisir de vous déclarer que dès les premiers jours de traitement, j'ai éprouvé le plus grand soulagement.

Aujourd'hui, je viens vous témoigner ma reconnaissance.

Je n'ai plus d'oppression ; je respire librement et j'ai pu reprendre mon travail qui est cependant très dur.

Vous pouvez compter que je ne manquerai pas de faire connaître les précieuses qualités de votre traitement à ceux qui en auront besoin.

Merci mille fois ! je conserverai un bon souvenir de vous et je reste votre obligé.

Albert S..., *rue de l'Abbé-Cochet,*
Dieppe (Seine-Inf.)

Monsieur Martin Toms,

J'ai suivi votre traitement pendant longtemps et m'en suis trouvé très bien. C'est pourquoi je vous prie d'en envoyer aujourd'hui à un membre de ma famille atteint de phtisie. Veuillez faire cette expédition sans retard, persuadé que je suis qu'elle guérira grâce à vous.

J'ai l'honneur de vous saluer.

L. B..., à Hendaye (B.-Pyr.).

Monsieur,

J'ai l'avantage de vous informer que j'apprécie vivement les avantages de votre Baume pectoral. Tous les hivers j'ai recours à ce précieux remède.

Mes bronches sont obstruées par de nombreuses mucosités qui altèrent le timbre de ma voix. Grâce au Baume, la voix redevient claire, les mucosités se détachent facilement.

Etant à Londres en novembre dernier, j'avais oublié de me munir de quelques flacons et mal m'en prit, car le brouillard a une influence néfaste sur mes bronches.

J'indique ce remède à un grand nombre de mes élèves, notamment à Mme S. de M. et à Mlle K. qui toutes deux ont été ravies de son efficacité. Vous pouvez être certain de trouver en moi un divulgateur, car appelé à chanter, je tiens à ma voix.

Mes salutations bien sincères.

G. MAUGUIÈRE, 4, rue des Parclairs
Le Perreux (Seine).

Cher Monsieur,

Votre traitement pectoral fait beaucoup de bien à ma malade et le médecin qui la voit, trouve un bien grand mieux que nous ne pouvons attribuer à autre chose, car elle a cessé tout autre traitement.

Grand merci pour cette amélioration que nous n'osions plus espérer, et bien à vous.

Baron DE V..., rue Laffitte, Paris.

Institut médical du docteur Martin Toms,

C'est à mon tour de vous remercier pour la guérison complète que j'ai obtenue par votre précieux traitement. Un chaud et froid m'avait accablé d'une bronchite qui me faisait tousser jour et nuit. Votre traitement mérite d'être connu et je vous autorise à publier mon certificat d'autant plus que depuis trois mois et en plein hiver je continue à me porter bien.

François VIONNE, *constructeur,*
28, boulevard Barbès, Paris.

———————

MONSIEUR,

Étant aux colonies, je ne pouvais supporter les brusques variations de température et je m'enrhumais malgré l'absorption d'un nombre considérable de pastilles.

Mon père ayant été guéri par votre méthode d'une maladie de poitrine qui le faisait souffrir depuis 15 ans, j'ai eu recours à vos remèdes.

Je m'en suis très bien trouvé et avant de quitter la France je tiens à vous en manifester ma satisfaction.

Je vous prie, Monsieur, d'agréer mes salutations empressées.

L. T., *sous-officier d'infanterie coloniale.*

———————

MONSIEUR MARTIN TOMS,

Décidément, votre traitement est excellent ! Voilà dix ans que je lutte contre la tuberculose pulmonaire et il a toujours enrayé mes rechutes.

Je suis certain maintenant d'arriver à la guérison radicale en prolongeant un peu le régime.

Veuillez agréer, monsieur Martin Toms, avec tous mes hommages, l'assurance de ma sincère reconnaissance.

J. RIBOT, *maître bottier, 22ᵉ corps*
d'ouvriers militaires, caserne de
La Tour-Maubourg, à Paris.

MONSIEUR LE DOCTEUR,

Je puis vous certifier que votre traitement a très bien rétabli ma femme qui toussait depuis longtemps, maigrissait et
n'avait plus de forces.

Aujourd'hui, elle va bien et je vous adresse toutes mes félicitations.

L..., *rue Marguerite-Pinson, à Saint-Denis*
(Seine).

MONSIEUR,

C'est avec plaisir que j'ai l'honneur de vous apprendre les
heureux succès obtenus avec vos remèdes que j'ai employés
seuls afin de savoir à quoi attribuer ma guérison.

J'avais un commencement de tuberculose pulmonaire et le
médecin n'obtenait aucun résultat.

J'ai repris maintenant mon poids normal ; je ne tousse plus
et ne suis plus jamais oppressé.

Veuillez agréer, Monsieur, l'assurance de ma parfaite considération.

J. PASQUIER, *à Montélimar (Drôme)*.

MONSIEUR LE DOCTEUR,

Il y a trois ans, j'avais eu de la laryngite aiguë et j'avais
employé avec succès votre traitement. L'année dernière au
mois d'octobre, j'ai eu le même accident et cette fois encore,
vos remèdes m'ont tiré d'embarras.

Cette année je viens d'avoir une grippe et heureusement,
j'ai pris du Baume dès le début, de sorte que j'ai été très
vite rétablie.

Je ne cesse de recommander vos produits, sachant par moi-
même le résultat qu'on peut en obtenir. C'est ainsi que je
vais envoyer ma sœur mercredi à votre consultation, car elle
tousse et maigrit. J'irai ensuite vous voir pour savoir ce que
vous en pensez.

Merci à l'avance et agréez mes salutations.

Mlle S..., *rue Pierre-Charron, à Paris*.

Monsieur,

J'ai attendu jusqu'à ce jour pour vous répondre afin de m'assurer par moi-même que je suis complètement guéri de l'emphysème. Ma conviction est certaine maintenant car je n'ai pour ainsi dire pas toussé de tout l'hiver. Malgré que j'ai eu l'influenza, je n'ai pas toussé un seul instant pendant les trois semaines qu'a duré cette maladie, les bronches étant restées intactes.

Je me considère donc comme guéri, grâce à l'emploi de votre Baume Pectoral.

METZGER, *agent voyer en retraite*
Montguyon (Charente-Inf.)

Monsieur le Directeur,

Je tiens à vous signaler les bons effets obtenus au moyen de vos remèdes.

Ma bronchite chronique qui durait depuis 6 ans n'existe plus. La respiration est libre maintenant ; je peux courir et monter les escaliers, chose que je ne pouvais faire auparavant sans être très essoufflé. Les crachats ont disparu et je me trouve complètement guéri.

J'engage les personnes atteintes de cette affection à faire usage de vos remèdes efficaces.

Recevez, Monsieur, mes salutations empressées.

Ed. L..., *Ivry-la-Bataille (Eure)*.

Monsieur,

Je vous prie d'accepter ma reconnaissance pour le Baume Pectoral que vous m'avez envoyé, car je suis très bien guéri.

Je ne tousse plus, je ne sens plus rien et il me semble que je suis dans un autre monde. J'ai promis d'avoir toujours de votre produit à la maison et je vous ai envoyé plusieurs clients.

Je vous envoie mes meilleurs souhaits et vous autorise à faire de ma lettre ce que vous voudrez.

Votre serviteur dévoué,

LANOS Alfred, *chauffeur, Tréon (E.-et-L.)*

Monsieur le Professeur,

Étant malade d'une bronchite, j'ai suivi votre traitement il y a un an.

Je suis complètement guéri aujourd'hui et je tiens à vous remercier. Je suis aussi bien portant que possible et soyez certain que si je connaissais un malade, je lui indiquerais votre maison pour qu'il suive le traitement dès le début, ce que, malheureusement, je n'ai pas pu faire.

Recevez, Monsieur, mes salutations empressées.

D..., *à Montréal (Gers)*.

Monsieur le professeur Martin Toms,

Je suis heureux de vous signaler qu'une de mes parentes, atteinte de bronchite suspecte avec toux opiniâtre et persistante, ayant suivi votre traitement sur mes indications, se trouve aujourd'hui complètement guérie. Pour des raisons personnelles, elle tient à ce qu'il ne soit pas fait mention de son nom ; mais moi-même, je serai heureux de voir utiliser mon attestation et d'être ainsi le propagateur de votre merveilleuse méthode de traitement.

F. BERLEMONT, *64, Rue Léonard Danel, Lille* (Nord)

Monsieur le Professeur,

Depuis longtemps, j'avais l'intention de vous écrire, non pas seulement pour vous donner des nouvelles de mon état de santé, mais pour vous adresser tous mes remerciements, car c'est depuis que j'ai commencé à suivre votre traitement que je me suis senti renaître. Après Dieu, c'est à vous que je dois ma guérison, ou tout au moins ma si prompte guérison.

Le poumon droit, me disait il y a 8 jours un professeur de la faculté de Nancy est complètement remis, la lésion cicatrisée ; à l'auscultation on entend cependant qu'elle a existé et qu'elle n'est cicatrisée que depuis peu de temps. Il reste encore une petite couche de liquide pleurétique ; de plus, la plèvre se trouvant durcie, ankystée par suite des deux pleurésies, ne permet pas au poumon droit de respirer à fond, de sorte que le poumon gauche fait presque à lui tout seul le travail de la respiration.

Plus de crachats ni de fièvre, urines abondantes et claires, bon appétit, digestion facile, augmentation progressive de poids (actuellement 78 kil.) toux rare. En somme l'état général est bon. et quand l'essoufflement causé par l'inflammation de la plèvre et l'anémie auront disparu, je serai capable. je crois, de reprendre mon ministère.

Mon régime? Lever 6 h., coucher 7. Nourriture fortifiante sans suralimentation, vie au grand air, promenades par tous les temps, sauf par les grands brouillards, etc

Si vous jugez bon, monsieur le Professeur, de modifier ce régime ou d'y ajouter quelque chose, je vous serais reconsant de me le faire savoir au plus tôt; dès réception de votre lettre, je vous adresserais ma commande.

Avec mes meilleurs remerciements, je vous prie d'agréer, Monsieur le Professeur, l'hommage de mon respect.

Abbé X..., *à H.* (*Meurthe-et-Moselle*).

Monsieur,

Je constate avec une surprise mêlée de chagrin que, depuis deux mois, je n'ai pas eu la présence d'esprit de vous écrire.

Les vingt-cinq années de succès que vous avez eues ne sont pas sans suivantes et je vous dirai que votre Baume Pectoral m'a complètement guéri de l'affection dont je souffrais depuis deux ans.

J'ai bien ressenti les symptômes que vous m'aviez annoncés et, au deuxième flacon, j'ai eu la satisfaction que je désirais depuis longtemps. En un mot, ce remède est d'une efficacité sans égale et il dépasse de beaucoup ceux que j'ai pris précédemment.

Je me ferai un devoir de le recommander à tous mes parents et amis et je vous autorise à publier la présente à laquelle je joins toute ma reconnaissance et mes souhaits les plus sincères.

Albert LE CAM, *14, Rue Dangeau, Versailles.*

MONSIEUR,

En vous faisant cette commande, je tiens à vous dire où j'en suis de ma maladie : mes quintes nocturnes de toux ont disparu ; je me sens plus résistant au froid ; en un mot, ma bronchite chronique est bien améliorée ; et si ce n'était mon âge, je suis persuadé qu'un traitement prolongé me guérirait.

Néanmoins, je vous remercie du bien que vous m'avez procuré, et j'ajoute que, depuis longtemps, je n'avais passé un hiver aussi satisfaisant que ce dernier. Grâce à vous, j'ai été exempt cette année des rhumes et autres indispositions précédentes.

Je vous prie, Monsieur, d'agréer l'assurance de mes sentiments respectueux et reconnaissants.

Abbé B..., *à Nantes (Loire-Inf.).*

Monsieur,

J'ai tardé à vous répondre car j'ai reçu le Baume Pectoral plus tard que je ne pensais. Je suis heureuse de vous dire que si mes enfants ne sont pas complètement guéris, il y a un grand mieux, et qu'ils ont retrouvé leur appétit et leur gaîté. J'engage donc les mères de famille dont les enfants seraient atteints de coqueluche à employer votre Baume Pectoral.

Je vous autorise à publier ma lettre et vous adresse mille remerciements.

Madame AUBERTIN BOURG
à Chalvraines par Saint-Blin (Haute-Marne).

MONSIEUR LE DOCTEUR,

Je tiens à vous faire savoir que je trouve votre traitement excellent. Je n'ai pas pu le suivre bien exactement ; sans cela j'aurais été guéri beaucoup plus tôt. J'ai pu, cependant, reprendre assez vite mon travail. Je ne suis plus oppressé, et je marche aussi facilement qu'autrefois.

Recevez, Monsieur le docteur, mes sentiments respectueux.

Joseph P..., *Uriménil (Vosges).*

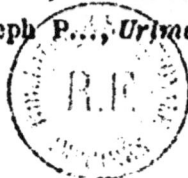

7

A Monsieur le Docteur Martin Toms,

Il serait injuste de ne pas vulgariser votre science et votre précieux Baume Pectoral avec les frictions de votre Onguent résineux pour la guérison des maladies de poitrine.

Je vous autorise à publier que c'est le seul remède qui m'a guéri de mon catarrhe et de mes oppressions. Affligé depuis deux ans, j'avais dépensé plus de mille francs en visites, drogues et traitements de diverses natures, sans résultat, je ne puis donc pas tarder à vous adresser ces quelques lignes, pour que vous les portiez à la connaissance du public.

Recevez, monsieur Martin Toms, ma plus vive reconnaissance, ainsi que l'assurance de mon profond dévouement.

E. VERPIST, *chef de laboratoire de médecine,*
Rue du Faubourg-Poissonnière, 68, Paris.

—————

Monsieur,

Lorsque, au mois d'avril dernier, je vous ai demandé de m'envoyer votre traité illustré, je souffrais d'une bronchite double, accompagnée d'emphysème ; je toussais et expectorais beaucoup ; j'avais des sifflements dans la gorge et la poitrine qui m'empêchaient de dormir une bonne partie de la nuit. Mes forces diminuaient sensiblement.

Aussitôt que j'ai eu pris connaissance de votre traité, j'ai suivi le traitement. Je me suis senti revivre ; l'appétit et le sommeil sont revenus et, avec cela, mes forces qui m'avaient abandonné et dont j'ai grand besoin à mon âge (70 ans) ; les sifflements ont cessé. C'est vous dire l'efficacité du Baume Pectoral. J'ai indiqué votre remède à plusieurs personnes qui l'ont employé avec succès et sont venues me remercier de les avoir si bien renseignées.

Soyez assuré, Monsieur, que je serai toujours un dévoué propagateur de votre produit, car, sans lui, je n'existerais plus.

Recevez, Monsieur, avec mon inaltérable reconnaissance, l'assurance de mes meilleurs sentiments.

P........., à *Tours* (*I.-et-L.*)

A Monsieur le professeur Martin Toms,

Je ne saurais pas assez vous remercier pour le service que vous m'avez rendu en me guérissant de mon emphysème et de la toux qui me martyrisaient depuis tant d'années. Ayant lu vos nombreuses guérisons dans les journaux de Paris, ainsi que votre intéressant traité sur les maladies de poitrine que je vous prie de me faire parvenir, je n'ai pu résister à faire un dernier essai, quoique abandonné par quatre médecins, qui me déclaraient que j'avais une bronchite chronique avec emphysème et qu'ils n'avaient aucun remède pour me guérir de ma terrible maladie.

Après avoir pris six de vos traitements, je sentais une légère amélioration, les frictions avec l'onguent résineux me faisaient beaucoup de bien et le Baume pectoral me facilitait les expectorations et la respiration, mes nuits devenaient meilleures et une nouvelle vie s'ouvrait pour moi, j'ai continué avec courage et, aujourd'hui, après trois mois de traitement, je suis entièrement rétabli. C'est comme un miracle ici dans mon voisinage de me voir si regaillardi. Ma femme et mes enfants vous bénissent, mon cher docteur ; quant à moi, je resterai toute ma vie votre tout dévoué et reconnaissant serviteur.

Antoine VANDEN BOSSCHE,
1, boulevard de Belleville, Paris.

———

Monsieur le Docteur,

A la suite d'un refroidissement et d'un accouchement pénible, je toussais beaucoup et je ressentais toujours une douleur au niveau des reins ; je crachais énormément et j'avais maigri après avoir transpiré beaucoup toutes les nuits et avoir perdu l'appétit.

Après vous avoir demandé une consultation, j'ai suivi votre traitement. Je vous remercie de ces remèdes. Ils m'ont fait immédiatement beaucoup de bien et actuellement je suis guérie.

Mme C..., *d'Aunay (Nièvre).*

Docteur,

Je reçois à l'instant la lettre par laquelle vous me demandez si je suis guéri de la pleurésie que vous m'avez soignée.

Laissez-moi, avant de satisfaire votre légitime inquiétude, vous remercier d'abord de l'intérêt que vous me portez. Et veuillez m'excuser, Monsieur, si je ne vous ai pas donné plus tôt de mes nouvelles sur mon état de santé. La préparation prolongée pour me présenter à divers examens est seule la cause de ce retard.

A l'heure actuelle, je suis complètement guéri ; vous m'avez sauvé et je n'ai pas de paroles assez énergiques pour vous prouver toute ma reconnaissance.

Grâce à vous, je suis frais, plein de vigueur et d'espoir ; je suis redevenu robuste et la joie plane sur mes vingt ans.

Je suis si bien guéri qu'un médecin que j'ai consulté, il y a quelques temps, n'a pu reconnaître le côté pleurétique.

Merci de tout mon cœur. Je vous autorise à publier ma lettre et, de plus, je me ferai un réel plaisir de donner des renseignements à toute personne qui m'en fera la demande.

Veuillez, Monsieur et cher sauveur, agréer l'assurance de ma profonde reconnaissance et de toutes mes sympathies.

LOCHET Albert, *étudiant, Perroy par Donzy (Nièvre).*

Monsieur le Docteur,

Nous avons attendu pour pouvoir vous donner des nouvelles de notre fille.

Elle est complètement rétablie grâce à votre traitement. Elle ne tousse plus et avec votre régime, l'appétit est complètement revenu et elle a engraissé.

Nous irons à votre consultation d'ici peu pour vous montrer son état de santé.

Veuillez agréer, Monsieur le Docteur, en même temps que nos remerciements, nos salutations les plus empressées.

L..., *rue de Ladoucette, Drancy (Seine).*

Monsieur,

Je vous serai très obligée de m'envoyer deux traités illustrés. Ce n'est pas pour moi, mais pour en faire part à plusieurs personnes de mes connaissances.

J'ai une grande confiance dans vos remèdes, car je connais deux personnes qui ont été guéries après avoir suivi votre traitement. C'est ce qui me fait le conseiller à toutes les personnes que cela peut intéresser.

Recevez, Monsieur, avec mes remerciements, toutes mes civilités.

Mme GENISSET, à Dampierre (Jura).

Messieurs,

Veuillez m'excuser si j'ai mis longtemps à vous répondre. Depuis le mois de mai dernier, époque à laquelle j'ai cessé votre traitement, je vais très bien.

Aussi je ne cesse de faire des louanges de votre excellent remède qui m'a sauvé de la mort. Je le conseille à toutes les personnes qui en ont besoin.

Merci Monsieur et recevez mes sincères salutations.

Mme M. C..., à Souk-Ahras (Constantine).

Monsieur le Directeur,

D'après la déclaration des médecins, j'étais atteint d'une bronchite qui m'accablait jour et nuit, et depuis six mois j'avais fait usage de bien des drogues sans pouvoir m'en guérir. En apprenant les guérisons obtenues par le Baume Pectoral du professeur Martin Toms, de Bruxelles, je me suis empressé de me procurer ce remède à l'Institut de ce spécialiste, à Paris, et je ne puis pas assez rendre justice de sa valeur curative ; car tout en étant agréable à prendre, il m'a complètement guéri.

Louis LONGIS,
9, rue Marie-Louise (10e arr.), Paris.

MONSIEUR MARTIN TOMS,

Je suis heureux de vous annoncer que grâce à votre traitement je ne ressens plus rien des violentes crises d'asthme et de bronchite qui m'ont fait si longtemps souffrir.

Veuillez agréer, Monsieur, avec mes remerciements, mes salutations empressées.

L. Q..., *avenue d'Orléans, Paris.*

Monsieur le Directeur de l'Institut Médical,

Je suis heureux de venir ajouter un nouveau joyau à la belle couronne que les malades reconnaissants vous tressent.

Je me croyais perdu. Je toussais comme un malheureux et je maigrissais à vue d'œil, mon appétit était bien diminué et tous ceux qui m'avaient prodigué des soins ne répondaient plus de moi. Votre Baume pectoral et les frictions avec votre Onguent résineux m'ont sauvé et, quoique ennemi résolu de toute réclame, je ne puis m'empêcher de le proclamer bien haut.

Recevez, Monsieur, mes civilités empressées.

Casimir-Emile RENAULT,
17, rue Montgallet, Paris.

Monsieur Martin Toms, pharmacien et professeur,

J'ai été très satisfait de votre traitement au Baume Pectoral que vous préconisez contre les maladies de poitrine. Atteinte d'une bronchite depuis longtemps, je n'avais obtenu aucun résultat par les autres remèdes ; comme vous êtes le seul qui m'ayez complètement guérie, je veux, par reconnaissance et pour le bien de l'humanité, que votre précieux Baume soit connu partout. Croyez, monsieur Martin Toms, à tout mon dévouement et à mon plus profond respect.

Epouse DELACROIX,
9, rue des Ecoles, Fontenay-aux-Roses (Seine).

Offerte en reconnaissance pour la guérison de ma chère épouse, à M. le Professeur Martin Toms.

POÉSIE

Beaucoup déjà d'entre nous connaissent ce produit divin ;
Spécifique puissant, il l'est, car son effet est certain.
Les Académies ont prôné ses vertus merveilleuses.
Les cures qu'on lui doit sont, ma foi, si nombreuses
Qu'un livre très épais ne saurait contenir
Les attestations qu'on s'empresse d'offrir.
Quand un pareil accord existe dans l'hommage,
De bien le constater il est utile et sage.

Que je serais heureux, par mes chants, de pouvoir
Répandre ce produit ! N'est-ce pas un devoir,
Agréable surtout, de bien faire connaître
Ce qui charme, guérit et double le bien-être ?
Gloire au praticien qui dit au souffreteux,
A l'exemple du Christ : « Lève-toi, je le veux ! »
Il n'est pas l'Homme-Dieu, mais il fait presque des miracles.
Pour triompher du mal, il ne sait pas d'obstacles.

Par son Baume divin, — est-il de moi, ce mot ?
Non, ce sont les corps savants qui l'employaient tantôt, —
Martin Toms nous prouve, il faut le croire,
Soulagement réel, si ce n'est la victoire.
Voulez-vous le tableau des grands maux qu'il combat ?
Remarquez que l'effet est presque immédiat :
Toux sèche ou violente, Emphysème et Bronchites,
Phtisie au second degré, Rhume, Asthme et Laryngites.

Mais laissez-moi m'arrêter, car je ne prétends pas,
Devant la Faculté, poursuivre ces débats.
Ma muse, des docteurs, ne connaît pas les termes,
Aimant plutôt chanter les vignobles, les fermes,
Ou les petits oiseaux qui nichent dans les blés,
Et le bruit des ruisseaux qui traversent les prés.
Esculape, Apollon sont deux grands dieux, me semble,
A la condition de n'être pas ensemble.

Adrien BAUDARD, *1, avenue des Tilleuls, Paris.*

Monsieur le Docteur,

Depuis sa formation, notre fille Marcelle Lefèvre, aujourd'hui âgée de 18 ans, dépérissait à vue d'œil, des sueurs abondantes, des faiblesses fréquentes, perte absolue d'appétit, un teint couleur cire, voilà à quel degré elle était arrivée, quand, au mois de janvier dernier, votre brochure tomba entre nos mains. J'allai chez votre dépositaire à Saint-Quentin, acheter de votre Baume Pectoral avec Onguent résineux ; au cours du deuxième flacon, l'appétit revenait ainsi que quelque force ; au quatrième traitement nous ne pouvions plus douter de l'effet curatif de votre produit, car elle était guérie. Malgré cela, elle prit les cinquième et sixième flacons, qui lui assurèrent une guérison radicale et durable. Publiez donc cette lettre dans l'intérêt de ceux qui souffrent et dont beaucoup de personnes peuvent assurer la sincère authenticité.

Croyez, mon cher monsieur Martin Toms, à notre éternelle reconnaissance.

Marcel LEFÈVRE et l'épouse LEFÈVRE.
16, rue d'Aumale, Saint-Quentin (Aisne).

Monsieur,

Depuis plusieurs années j'étais atteint d'une bronchite chronique, compliquée d'emphysème, qui me faisait cruellement souffrir. Je toussais nuit et jour, parfois la respiration me manquait, j'avais comme des étouffements. Ayant eu connaissance de votre Baume pectoral et de votre Onguent résineux, j'ai voulu les essayer. Depuis deux mois, j'ai fait régulièrement votre traitement, et après avoir pris plusieurs flacons et onguents, je m'en suis très bien trouvé.

La toux a complètement disparu, les crachats sont moins fréquents, les nuits sont bonnes, la respiration n'est plus gênée comme avant. Enfin, monsieur Martin Toms, je vous remercie mille fois pour tout le bien que vos produits m'ont procuré et vous autorise à faire de ma lettre l'usage qu'il vous plaira.

GAVAND, *employé poseur au P.-L.-M.*
Bourg (Ain).

Monsieur le Directeur,

Depuis onze mois, ma fille souffrait d'une bronchite accompagnée de pleurésie. Des expectorations abondantes et repoussantes lui rendaient la vie insupportable; de plus, on l'avait condamnée, et son état de maigreur faisait peine à voir. Nous avions entendu parler de votre traitement « Baume Pectoral et frictions avec l'Onguent résineux » dont j'ai voulu, par acquit de conscience, faire un essai. Aujourd'hui, je suis heureux de vous annoncer que vous avez sauvé mon enfant d'une mort certaine. Oui, cher monsieur, depuis le 10 de ce mois, elle a de nouveau repris son travail, et son appétit est revenu; elle change à vue d'œil; ses joues creuses et sa poitrine décharnée sont revenues, et potelées; nous pleurons maintenant de joie et vous bénirons toute notre vie. Vous pouvez le publier, pour votre honneur, et pour les malheureux qui souffrent et ne connaissent pas vos précieux remèdes.

CHARÉRON (François),
Rue de la Mairie, 9, à Gentilly (Seine).

Monsieur Martin Toms,

Je suis heureuse de vous exprimer ma vive reconnaissance pour le bon résultat obtenu par votre Baume Pectoral. Une bronchite chronique me minait depuis longtemps, m'empêchait de dormir la nuit, toussant sans un moment de repos. Des expectorations continuelles me fatiguaient et ma santé allait en dépérissant, malgré le concours de plusieurs médecins. Votre précieux remède me fut recommandé et aussitôt j'en ai commencé l'emploi. Je me fais un devoir de proclamer bien haut que, malgré mes soixante-dix-sept ans, vous m'avez rendue au moins dix ans plus jeune, car je ne tousse plus et je dors bien.

Vous pouvez publier ma lettre, et pour ceux qui désirent se renseigner davantage, je me tiens à leur disposition, ainsi que toute ma famille.

Recevez, monsieur Martin Toms, l'expression de mes sentiments dévoués.

Veuve COQ,
9, rue Villedo, Paris (1ᵉʳ arr.)

Monsieur,

Depuis cinq ans j'étais atteint d'une bronchite qui me martyrisait nuit et jour, j'avais essayé en vain bien des remèdes ; ayant entendu faire les éloges de votre Baume Pectoral et Onguent résineux, je m'en suis procuré chez votre dépositaire, et après avoir suivi votre précieux traitement pendant quelques semaines, je m'en suis bien trouvé et vous autorise à le publier, car votre Baume ne saurait être assez répandu pour guérir ces cruelles maladies.

Recevez, monsieur Martin Toms, ma reconnaissance.

Edmond CARETTE, *mouleur en fer,*
Lys-les-Launoy (Nord).

Monsieur,

Je suis heureux de venir joindre mon témoignage à tous ceux qui vous sont déjà parvenus de malades guéris et reconnaissants. Après avoir pris quelques flacons de votre Baume pectoral et Onguent résineux, j'ai été radicalement guéri d'un catarrhe persistant à tous les remèdes et qui me tourmentait depuis deux ans.

Je rends hommage à la vérité et vous autorise à le publier.

Recevez, Monsieur, mes salutations distinguées.

MELCHISSÉDEC, *de l'Opéra, professeur au Conservatoire national, 56, rue de Douai, Paris.*

C'est avec un grand plaisir que je vous fais savoir la guérison de mon petit frère, qui est âgé de 10 ans, et qui souffrait depuis longtemps ; c'est grâce à votre Baume Pectoral qu'il a été guéri en si peu de temps avec 12 flacons. Je vous serai reconnaissante toute ma vie de ce grand service que vous venez de me rendre.

Recevez, Monsieur, mes salutations les plus empressées.

Votre toute dévouée,

Berthe MOINET,
Soissons (Aisne).

Monsieur Martin Toms,

Comme je vous l'ai écrit, j'étais arrivé à la dernière période de la faiblesse quand ma femme voyant, vers le mois de mars, une de vos réclames dans le *Petit Journal* a fait venir de votre Baume et Onguent.

J'ai suivi votre traitement à partir de ce jour et m'en suis trouvé si bien que, malgré mes 67 ans, je me sens aussi fort et aussi bien portant qu'avant ma maladie.

Avant votre traitement on m'avait mis des vésicatoires, des pointes de feu, le tout accompagné de drogues variées, ce qui n'arrêtait ni la toux, ni les expectorations, et je ne crains pas d'affirmer qu'il était temps que je connaisse votre Baume et votre Onguent, sans quoi je ne serais plus de ce monde. Toutes les personnes qui me connaissent ont été bien surprises de me voir revenir aussi vite après avoir été alité pendant six mois.

J'ai déjà eu maintes fois l'occasion de recommander vos remèdes à des amis et connaissances qui généralement n'ont, comme moi, qu'à se féliciter des résultats qu'ils en obtiennent.

Je vous laisse toute latitude pour publier la présente.

P. MANOURY,
tailleur de pierres, à Vernon (Eure).

---

*Couvent des Sœurs franciscaines gardes-malades
à Tain (Drôme).*

En notre qualité de garde-malades, nous savons apprécier la valeur d'un traitement et je suis heureuse de vous confirmer que les résultats que nous espérions obtenir par votre Baume Pectoral ont dépassé l'attente de nous toutes.

Notre chère malade s'en trouve on ne peut mieux. J'ajoute volontiers que, vu la réelle efficacité de votre traitement, nous n'hésitons jamais à le recommander le cas échéant. Chaque fois nous constatons la même efficacité. Dans l'intérêt de l'humanité souffrante, veuillez je vous prie, publier la présente.

Sœur MARIE-STANISLAS, *supérieure.*

Cher Docteur,

Atteint d'une bronchite depuis quinze ans, j'étais au plus mal quand j'ai essayé vos précieux remèdes et m'en suis trouvé on ne peut mieux au bout du quatrième flacon.

Maintenant, au grand étonnement de mon entourage, je me trouve radicalement guéri et je vous autorise volontiers à publier ma guérison.

Louis MOYSE,
Cité du nord, rue B, n· 5, Le Bourget,

C'est par la publicité du *Petit Journal* que j'ai connu votre Baume Pectoral, si efficace contre les maladies de poitrine. J'ai fait usage de quelques flacons de ce Baume Pectoral contre un rhume chronique ; au premier flacon, j'ai éprouvé un mieux sensible, et, après quelques jours de traitement, je ne toussais plus ; j'ai néanmoins continué à prendre de temps en temps un verre de Baume Pectoral pendant trois ou quatre jours, et aujourd'hui je me sens très bien au bout de huit flacons.

Je me ferai un devoir, monsieur Martin Toms, de faire connaître votre remède contre les affections de poitrine toutes les fois que l'occasion s'en présentera.

Agréez, Monsieur Martin Toms, toute ma reconnaissance.

Mme STOCKREISSER,
34, rue Auguste-Barbier, à Fontainebleau (S.-et-M.) .

Monsieur,

Je suis heureux de vous faire part de ma guérison inespérée obtenue par votre précieux traitement, et vous autorise à le publier par tous les moyens que vous aurez à votre disposition. Merci de tout cœur.

Henri DERYCKE,
Houplines (Nord), 13 janvier 1901
(Signature légalisée par M. le Maire).

Monsieur,

Votre traitement au Baume Pectoral et les frictions avec votre Onguent résineux est digne d'être recommandé, car il m'a réellement rendu la santé. Vos remèdes préconisés pour les bronchites, les oppressions, la toux et les sifflements rendront de grands services à ceux qui souffrent de ces cruelles maladies, hélas ! si fréquentes dans nos régions. J'avais tout essayé en vain, alors que mon pharmacien, me conseillait un jour d'essayer votre Baume, dont on disait beaucoup de bien. Aujourd'hui, je ne puis que le reconnaitre et vous autorise à le publier dans l'intérêt de tous.

Recevez, Monsieur Martin Toms, toute ma gratitude.

Votre dévoué,

Honoré GUÉNARD,
rue du Crassier, 33, au Creusot.

Je soussigné, âgé de 19 ans, certifie qu'il y a un an, je n'ai pu faire partie d'une Société de secours mutuels parce que les docteurs me déclaraient *tuberculeux incurable*. J'étais, en effet, au plus mal. Après avoir vainement essayé tous les remèdes, et sans plus de succès avoir recouru au traitement du docteur de cette Société et à celui du médecin de ma famille, j'ai enfin eu recours en désespoir de cause, *mais avec un plein succès* au traitement MARTIN TOMS, qui m'a complètement remis de ma phtisie. En peu de temps grâce à ce précieux remède, les expectorations ont diminué, l'oppression a disparu, les transpirations ont cessé, l'appétit et les forces sont revenus, au point que, sans inconvénient, j'ai repris mon dur métier de miroitier. Que tous les désespérés, chroniques ou abandonnés recourent donc au Baume Pectoral Martin Toms, qui a opéré ce réel miracle, après tant de merveilleuses guérisons d'asthme, catarrhe, bronchite, laryngite, emphysème, tuberculose, etc.

Ch. DELENCE.
28, rue des Cailloux, Clichy, (Seine).

Je certifie que j'ai été soigné du 25 novembre au 11 février avec le Baume Pectoral Martin Toms et que ces remèdes ont produit sur moi de bons résultats et que ma guérison est complète.

ROLLOT Emile (signature légalisée)
Employé à la gare de Dijon-Ville
25, rue Guillaume Tell.

————

Monsieur le Professeur Martin Toms,

J'étais atteinte depuis trois ans d'une bronchite qui me martyrisait nuit et jour. J'avais essayé en vain bien des remèdes.

Ayant entendu faire l'éloge du Baume Pectoral, j'en ai pris six flacons avec lesquels j'ai obtenu la guérison.

Recevez, monsieur, ma sincère reconnaissance.

Veuve PELLOT, *à Rethel.*

————

Monsieur le Docteur,

J'ai été tellement émerveillé de l'emploi que j'ai fait pour moi-même de votre Baume Pectoral, que je ne puis résister au désir de vous adresser mes remerciements les plus sincères.

Atteint depuis plus d'un mois d'une toux incessante, de crachements continuels, d'insomnies accompagnées parfois d'étouffements, de lassitude, de manque d'appétit, j'ai vu tout cela disparaître en peu de temps, sans avoir changé de mon régime habituel. Votre traitement mérite d'être connu et je vous autorise à publier ces lignes en vous exprimant toute ma reconnaissance.

Emmanuel CHEVALIER,
Percepteur des contributions directes en retraite,
51, rue de Verneuil, Paris,

Monsieur,

Je suis tellement satisfait du Baume Pectoral Martin Toms et de la guérison qu'a obtenue ma femme que je me vois dans l'obligation de vous adresser mes remerciements.

Pendant deux ans, après avoir tout essayé, ma femme, abandonnée par les médecins, a fait un usage continuel et régulier du Baume et de l'Onguent. La guérison se maintient depuis près d'un an qu'elle a cessé le traitement et ma femme est de plus en plus forte.

Veuillez croire à ma profonde reconnaissance.

GUETTE, à *Mancey (Saône-et-Loire)*.

Monsieur Martin Toms,

Je viens vous adresser tous mes remerciements.

Grâce à votre précieux Baume Pectoral et à l'Onguent résineux, je ne souffre plus.

Voilà 10 mois que j'ai fini votre traitement et j'attendais toujours, ne pouvant croire à ma guérison, car plusieurs médecins m'avaient prodigué leurs soins sans résultat.

Votre traitement mérite d'être connu et je vous autorise à publier ces quelques lignes en vous exprimant toute ma reconnaissance.

Madame Julie LOUIS, *6, rue Royale. Versailles.*

Je soussigné déclare qu'étant atteint d'un enrouement qui durait depuis trois mois, j'ai été guéri grâce au Baume Pectoral Martin Toms et que depuis un an la guérison est complète.

G. DUQUESNE (*signature légalisée*)
Vailly-sur-Sauldre (Cher).

Monsieur le Docteur,

C'est avec un vif plaisir que je vous annonce ma guérison d'une extinction de voix que j'avais négligée.

Grâce à votre précieux remède, je suis rétabli. Je vous autorise à la publier dans vos brochures, pour que ceux qui se trouveront dans ma situation fassent comme moi, car je n'ai qu'à me féliciter de vos remèdes. Tous ceux qui me connaissent me disent que j'ai engraissé et repris bonne figure depuis que je suis votre traitement.

Recevez, Monsieur, mes sincères remerciements.

BEAUDOUX Marius, *charron*
à *Moingt (Loire)*.

Je, soussigné, certifie avoir été atteint durant quinze ans d'une bronchite chronique qui a résisté à tous traitements. A l'âge de 60 ans, j'eus connaissance du traitement par le Baume Pectoral Martin Toms. Ce remède seul m'a radicalement guéri malgré mon âge avancé.

L. COLOMBIER, *25, rue Eugène Sue, Paris.*

Atteint depuis cinq ans environ d'emphysème pulmonaire, j'avais essayé toutes les médications usitées en pareil cas, sans aucun succès. Je n'ai dû le soulagement et enfin la guérison, malgré mes 53 ans, qu'à l'usage du Baume Martin Toms. Aussi, par reconnaissance et pour rendre service aux emphysémateux, je vous autorise à faire usage de la présente où et comme il vous plaira.

IMBERT, *(signature légalisée). Paris.*

Monsieur,

Je soussigné Mornat Charles, facteur des postes et télégraphes, à Châlon-sur-Saône, certifie qu'ayant été obligé d'interrompre mon service à plusieurs reprises, par suite d'une grande fatigue qui a été suivie d'une bronchite des plus mauvaises, et compliquée d'une affection pulmonaire, étant très malade depuis 10 mois, sans forces et sans appétit, malgré tant de remèdes essayés sans effet, j'ai pu, grâce au baume pectoral et à l'onguent résineux Martin Toms, retrouver les forces et la santé après deux séries de sept flacons. Je suis très heureux d'avoir eu connaissance de ce remède si efficace qui m'a rendu un grand service. Je remercie bien sincèrement M. Martin Toms de sa belle découverte qui rendra les plus grands services à un grand nombre de personnes qui se trouvent dans le cas où j'ai été si longtemps.

Ch. MORNAT (*signature légalisée*).
Châlon-sur-Saône.

Monsieur Martin Toms,

C'est avec un grand plaisir que je me hâte de vous faire savoir la guérison d'une bronchite chronique dont je souffrais depuis un an, et c'est grâce à votre baume pectoral que, dans un si bref délai, j'ai obtenu un tel soulagement. Aujourd'hui, je suis heureux de vous annoncer que je suis en parfaite santé. Je suis devenu comme avant ma maladie, fort et vigoureux ; j'ai retrouvé les forces et l'appétit que je n'avais plus depuis longtemps. Je n'ai employé que deux traitements ; j'ai suivi pendant trois mois, avec une régularité sans égale, votre merveilleux traitement et je suis enchanté du résultat obtenu.

Merci infiniment, Monsieur Martin Toms. Je vous autorise à faire part de ma guérison.

Léonce GAILLARD (*signature légalisée*),
quartier-maître mécanicien,
2, *rue des 10 Moulins, Rochefort (Charente-Inférieure).*

Je soussigné, reconnais avoir été guéri d'une bronchite, dont j'étais atteint depuis cinq ans, par le traitement Martin Toms. Je suis heureux de faire part de ma guérison et je remercie Monsieur Martin Toms et lui adresse toute ma reconnaissance.

Dans un but humanitaire, je vous autorise à publier ce certificat.

Ladrene Hautbos, par Feuquière (Oise),
DUROT Théodule, *cultivateur (signature légalisée).*

Monsieur,

Après un moment de silence, je viens vous remercier des remèdes que vous m'avez envoyés. J'ai attendu très longtemps car je craignais le retour de la maladie ; mais je puis affirmer que je suis complètement guéri et que je travaille comme par le passé, souvent dehors et même par des temps très durs. Au moment de vous écrire pour la première fois, je désespérais bien d'en revenir ; mais aussitôt que j'ai eu pris du baume pectoral, l'appétit et les forces sont revenus bien vite et si je n'avais pas travaillé en me soignant, j'aurais été guéri deux mois plus tôt ; mais je ne regrette rien et je puis vous assurer que cela m'a sauvé la vie. Je vous remercie infiniment du bien que vous m'avez fait.

BUCAILLE, à *Cailleville (Seine Inférieure).*

Je, soussigné, reconnais qu'ayant tout essayé pour mon asthme, j'ai, en désespoir de cause, eu recours au Baume Pectoral Martin Toms et ce traitement m'a donné pleine satisfaction.

Octave DESMAROUX,
86, rue du Faub. Saint-Denis, Paris.

DEUXIÈME PARTIE

LES

MALADIES DE LA PEAU

CHAPITRE I

Leurs Signes distinctifs--Leurs Causes

Les maladies de la peau ont de grands rapports avec celles de la poitrine. Ainsi nous avons souvent remarqué que les enfants d'un emphysémateux avaient des dartres, de l'eczéma. L'herpès se manifeste lui aussi intérieurement (angine herpétique) et alterne souvent, de même que l'eczéma, avec une affection des bronches. Le lupus est une affection de la peau d'origine tuberculeuse, etc., etc. Ce sont là autant de raisons qui nous ont amené à nous occuper des maladies de la peau dont nous n'étudierons que les plus communes et les mieux définies.

Les plus fréquentes sont :

1° L'Acné ou boutons ;
2° Eczéma et l'ulcère variqueux ;
3° L'impétigo ou gourme ;
4° L'Herpès ;
5° Le Psoriasis ;
6° Le Sycosis.

ACNÉ OU BOUTONS

Cette affection se rencontre principalement sur la figure, au front et aux tempes, sur le dos et les épaules. Elle débute par un ou plusieurs petits boutons rougeâtres gros comme une tête d'épingle et entourés d'un cercle de la même couleur. L'endroit devient douloureux puis le bouton blanchit et il en sort une goutte de pus qui forme une croûte en séchant. Quelquefois ce bouton est plus gros et forme un petit abcès ou clou qui laisse une cicatrice. Il y a rarement un seul bouton ; la figure, les épaules en sont souvent couvertes. Quelquefois le bouton noircit et on fait sortir, en appuyant dessus, un petit corps semblable à un ver et qu'on appelle pour cela *ver de peau.*

CAUSES

Cette affection est commune aux deux sexes et se rencontre principalement de 15 à 25 ans. Elle est héréditaire ; mais les causes les plus fréquentes sont : l'anémie, le lymphatisme, les excès alimentaires, le mauvais état de l'estomac (dysepsie, dilatation etc.), ou de l'intestion (constipation), l'emploi de parfumerie ou pommades de mauvaise qualité, l'absorption de médicaments chimiques plus ou moins toxiques (iodures, bromures, etc.).

Il est donc nécessaire, avant tout traitement, de supprimer la cause. Puis on soignera en même temps l'affection gastrique ou intestinale. (*Voir 3ᵉ partie*)

ECZÉMA OU DARTRES

ET

ULCÈRE VARIQUEUX

On appelle, en général, eczéma toutes affections de la peau caractérisées par des rougeurs, des croûtes et avec ou sans écoulement de pus.

L'*Eczéma aigu* débute par une sensation de brûlure à laquelle succèdent des démangeaisons ; puis apparaissent une rougeur et des petits boutons qui secrètent un liquide jaune clair et poisseux. Si cet écoulement de liquide continue, on a l'*Eczéma humide*. Si, au contraire, il se forme des croûtes qui sèchent, tombent et laissent la peau à vif, on a l'*Eczéma chronique ou sec*. La peau se fendille, devient luisante, rouge et tombe en petits morceaux. L'affection persiste alors, si on ne la soigne pas, pendant des années, soit toujours au même point, soit en s'étendant et avec des alternatives de repos et de recrudescence.

L'*Ulcère variqueux* n'est qu'une sorte d'eczéma dont la présence coïncide avec celles de varices et cause de violentes démangeaisons. La peau s'épaissit et brunit par suite d'une infiltration du sang.

CAUSES

L'eczéma est causé par le mauvais fonctionnement de l'estomac, le diabète, l'arthritisme, l'âcreté du sang. Certaines professions en occasionnent l'apparition : (blanchisseurs, épiciers, cuisiniers, etc.). La saison, les émotions vives en déterminent ou en aggravent les symptômes.

IMPÉTIGO ou GOURME

Cette affection que l'on rencontre fréquemment chez les enfants où elle prend le nom de *croûtes de lait*, débute par des petites pustules qui, au bout de quelques jours, laissent écouler du pus qui forme des croûtes. Ces croûtes se détachent, laissent à nu la peau qui, ainsi ulcérée, continue à secréter du pus, qui reforme de nouvelles croûtes, de sorte que l'affection gagne toujours du terrain, soit par le grattage, soit par l'écoulement du liquide purulent. L'impétigo, plus fréquent chez les enfants que chez les adultes, se trouve presque toujours à la figure ou sous les cheveux.

CAUSES

Le lymphatisme chez les enfants, l'absence de soins de propreté en ont souvent été la cause ; mais aussi bien chez les petits que chez les grandes personnes, on ne connait pas de causes bien déterminantes.

HERPÈS

C'est une affection aiguë, causant un élancement violent à tel point qu'on l'a appelée fièvre herpétique. Elle débute par plusieurs petits boutons gros comme une tête d'épingle qui sont rassemblés à peu de distance les uns des autres et forment une surface grande comme une pièce de un ou deux francs, rarement plus. Ces boutons crèvent, forment une croûte qui en tombant laisse un petit ulcère. L'herpès se rencontre à tout âge et sur n'importe quelle partie du corps mais principalement la face, les bras, les cuisses, les parties sexuelles.

CAUSES

L'embarras gastrique, les mauvaises digestions, les maladies nerveuses, l'influenza, la pneumonie, en déterminent souvent l'apparition. Chez les femmes, il coïncide souvent avec l'apparition des époques.

PSORIASIS

Le psoriasis ou dartre sèche ou écailleuse est bien caractérisé par l'abondance de petites peaux brillantes et nacrées qui sèchent et tombent en laissant à nu l'épiperme, rouge et lisse. Il siège principalement aux coudes et aux genoux ; mais peut bien être généralisé.

CHAPITRE II

LES REMÈDES

Toutes les sommités médicales s'occupant des maladies de la peau ont été unanimes à conseiller l'usage des dépuratifs. On a alors employé en premier lieu les plantes ; mais toutes n'étaient pas traitées et dosées comme il aurait fallu. On a ensuite eu recours à des produits chimiques : Iodures, Arsenic, Sulfure, Mercure même ; mais là le remède était pire que le mal.

Après de nombreux essais et par suite de travaux très longs, nous avons pu obtenir un dépuratif irréprochable dont les plantes suivantes forment la base et qui ne contient aucun produit chimique ce qui le rend compatible avec tout autre traitement.

Bryone

Tout le monde connaît cette plante grimpante à fruits rouges et munie de vrilles que l'on appelle souvent vigne blanche ou navet du diable. Tandis que la tige est très petite, la racine est grosse comme la cuisse d'un enfant. Les paysans connaissent ses propriétés dépuratives : ils creusent la racine et le trou se remplit d'un suc qu'ils avalent. Les nègres en utilisent une variété dans le même cas. Cette plante doit être employée fraîche car elle perd ses vertus en séchant.

Salsepareille rouge de la Jamaïque, de Honduras ou de Nicaragua

Parmi toutes les variétés de salsepareille qui croissent en Europe et en Amérique, l'expérience nous a démontré que celle-ci était la plus active. On emploie généralement

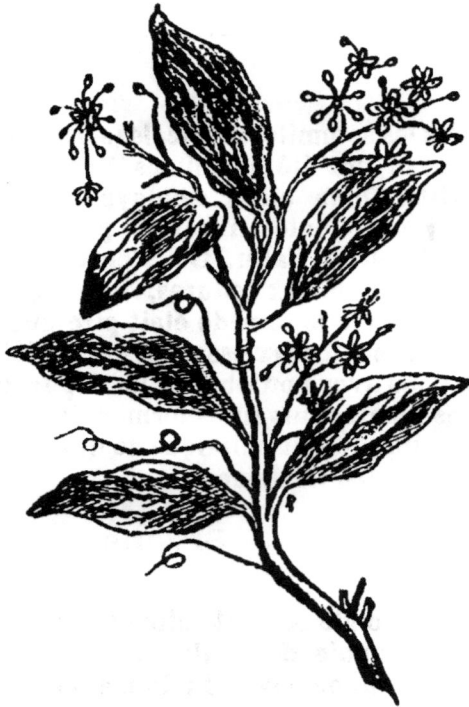

Fig. 12
Salsepareille, Smilax medica (*Asparaginées*)

toute la racine ; mais nos essais nous ont fait découvrir que l'écorce seule de cette racine possédait des propriétés curatives et contenait une résine et un principe

spécial que nous extrayons par un procédé très compliqué de la racine fraîche.

Les Américains font avec cette plante une boisson gazeuse hygiénique très usitée et d'un effet remarquable.

Saponaire ou Savonnière

Son nom lui vient d'une propriété qu'elle a de pouvoir remplacer le savon et de mousser comme lui dans l'eau.

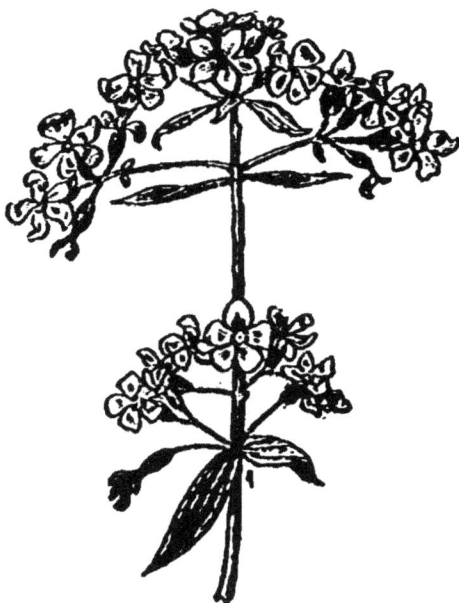

Fig. 13.
Saponaire, Saponaria officinalis (*Dianthées*).

C'est une plante à fleurs blanches ou roses très commune dans les endroits humides et qui contient de la saponine.

Douce-amère

Cette plante, que tous ont vue dans les haies est, facilement reconnaissable à sa tige fine et grimpante dont le goût est bien indiqué par le nom, à ses fleurs violettes ressemblant à celles de la pomme de terre mais plus petites et à ses fruits rouges.

Elle contient une substance toxique qui doit être éliminée avant l'utilisation de la tige. Son emploi comme dépuratif est assez connu pour qu'il soit inutile d'insister.

Asclépiade

Cette plante croît dans toute l'Europe et jouit de telles propriétés qu'on l'. .:pelée dompte-venin ou mercure végétal. Les Indiens s'en servent comme purgatif. Elle contient un suc laiteux mais âcre et inutilisable. Nous sommes arrivés par un procédé spécial à éliminer cette âcreté et à retirer de ce suc les principes actifs qui entrent dans notre dépuratif.

Ces plantes ne sont pas les seules servant à la fabrication de notre dépuratif ; elles sont les plus efficaces et les plus connues du public. Leur mode d'emploi, qui nous est personnel, seul est nouveau, ces plantes ayant été depuis longtemps utilisées pour le traitement des maladies de la peau ; le résultat n'était, alors, pas toujours bon par suite d'une manipulation défectueuse dans l'extraction de leurs principes actifs.

NOURRITURE ET RÉGIME

Cette partie a une très grande importance dans les affections de la peau, le mauvais fonctionnement de l'estomac en étant, sinon toujours la cause, du moins très souvent une aggravation. Il est donc indispensable de choisir d'une façon judicieuse les aliments.

Le malade devra éviter : le poisson, les viandes faisandées, épicées ou fumées, le gibier, les fromages fermentés, les noix, les fraises, les liqueurs alcooliques, le vin pur, le café, etc., en un mot, tout ce que son estomac ne supportera pas. Il doit aussi ne pas se fatiguer ni physiquement ni moralement, et mener une vie très régulière. Pour conserver à la peau sa structure normale ou l'y ramener lorsqu'elle est éloignée par une maladie, il faut avoir l'œil ouvert sur les principales causes qui peuvent occasionner des dermatoses et concentrer tous ses efforts pour les prévenir, les combattre ou du moins les atténuer.

Les causes les plus fréquentes à signaler étant les affections des voies digestives (alimentation vicieuse, trop excitante ou de longue et laborieuse digestion) les maladies du foie, les maladies des organes génitaux, les affections arthritiques telles que la goutte, l'obésité, la migraine, l'asthme, etc., nous indiquerons un régime détaillé et approprié à chaque cas, aux malades qui voudraient bien nous donner tous les symptômes de leur affection ou qui viendront à nos consultations. L'examen de l'urine a dans ces maladies une très grande importance et nous conseillons aux malades qui ne l'ont pas fait analyser depuis un certain temps de nous en soumettre un échantillon. (Voir page 136).

MODE D'EMPLOI
(Sauf avis contraire de notre part)

Usage de la Pommade

Sur tous les endroits atteints et un peu autour pour éviter la propagation, faire matin et soir, une friction légère avec la pommade. Recouvrir ensuite d'un linge fin, pour que cette pommade ne soit pas absorbée par les vêtements. La friction se fait avec la main que l'on devra savonner soigneusement avant et après l'application.

Usage du Dépuratif

Les malades à partir de 16 ans en prendront : une mesure le matin à jeun, avant le déjeuner, une à midi, avant le repas, et une le soir avant le dîner ; ils rempliront chaque fois la mesure jusqu'au chiffre 4.

Les malades âgés de 10 à 16 ans en prendront, également trois fois par jour, aux mêmes heures, mais ne rempliront la mesure que jusqu'au chiffre 3.

Les enfants au-dessous de 10 ans en prendront, suivant l'âge et le tempérament, 2 ou 3 fois par jour, en remplissant pour les plus jeunes la mesure jusqu'au chiffre 1, et à partir de 4 ans, jusqu'au chiffre 2. Ceux âgés d'au moins 7 ans pourront seuls en prendre 3 fois par jour, en remplissant chaque fois le mesure jusqu'au chiffre 2.

Comme les affections de la peau sont généralement ou anciennes ou très tenaces, il est nécessaire, pour purifier le sang, d'une façon complète et tuer le mal dans sa racine de suivre un régime dépuratif assez long ou de le reprendre aux changements de saison. Nous avons donc dû, comme pour le Baume pectoral, créer des séries dont la dose médicamenteuse est de plus en plus forte pour obtenir un meilleur résultat et éviter que le malade s'habitue au traitement. La série se compose également de 7 boîtes et le numéro en est marqué sur l'étiquette de la boîte près de la marque de fabrique. Pour éviter l'accoutumance et obtenir le maximum d'effet, il est nécessaire de prendre les séries dans l'ordre et l'usage du dépuratif doit être prolongé même après la guérison pour éviter le retour de la maladie.

La saison influant sur les affections de la peau, il sera prudent, afin d'en éviter le retour, de suivre chaque année un régime dépuratif au printemps et à l'automne, même s'il n'y a pas manifestation ou indice du retour de la maladie.

REMARQUES IMPORTANTES

En même temps que le traitement de la maladie de peau, et c'est là un point important, le malade doit se préoccuper de son état général et, suivant les besoins, employer les remèdes qui facilitent indirectement la guérison en régularisant les fonctions habituelles.

La constipation sera évitée par nos pilules laxo-purgatives (voir page 41). L'estomac devra, si besoin est, être soigné comme il est indiqué dans la 3e partie. Dans tous les cas, nous prions les malades de nous exposer d'une façon très détaillée les symptômes de leur maladie et nous leur indiquerons le régime approprié à leur état. Autant que possible, ils devront nous faire parvenir un peu d'urine.

Le traitement devra être accompagné de beaucoup d'hygiène et de propreté. Le régime alimentaire suivi avec soin, le grand air autant que possible, un exercice modéré, des bains assez fréquents auront, avec notre traitement, promptement raison de l'affection.

TROISIÈME PARTIE

MALADIES DE L'ESTOMAC

ET

DE L'INTESTIN

CHAPITRE I

On appelle tube digestif l'ensemble des organes qui s'étendent de la bouche à l'anus et qui servent à l'absorption, à l'assimilation des aliments et à l'émission des résidus. Ces organes sont : la bouche, le pharynx, l'œsophage, l'estomac, l'intestin grêle et le gros intestin. Le foie et le pancréas en sont des organes annexes dont la fonction est simplement de secréter des liquides favorisant la digestion. L'estomac est la partie la plus importante du tube digestif. Sa capacité moyenne est de un litre et demi à deux litres.

Les Maladies du Tube digestif ont une grande influence sur l'apparition des affections de la peau et, par suite de la dénutrition qu'elles font éprouver, elles aggravent les maladies de poitrine, en ce sens qu'elles ne permettent pas de réparer les pertes subies journellement par l'organisme. Ces pertes nécessitées par la vie habituelle doivent toujours être retrouvées, et à plus forte raison, quand l'état général est altéré et qu'il y a lieu non seulement de compenser ces pertes, mais encore de récupérer de quoi lutter victorieusement contre la maladie. Ces considérations et la fréquence des maladies

d'estomac, chez nos malades qu'elles nous empêchent de
guérir promptement, nous ont amené à étudier ces
maladies et à faire connaître les moyens de les combattre.
Les plus fréquentes sont :

EMBARRAS GASTRIQUE

Très commune au commencement des chaleurs, cette
affection bénigne par elle-même, mais grave par ses

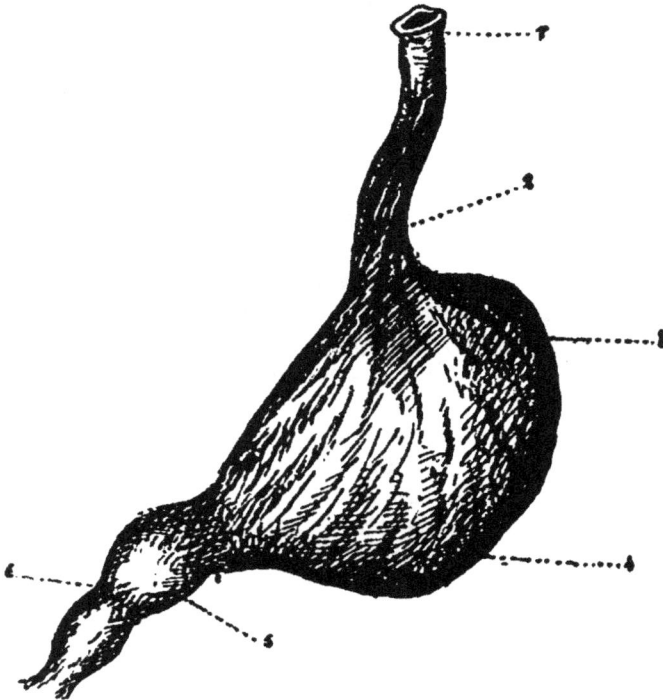

Fig. 14. — L'Estomac
1. Œsophage — 2. Cardia — 3. Grand cul-de-sac — 4. Grande courbure
5. Duodénum — 6. Pylore

conséquences, est causée par la chaleur, l'alimentation
exagérée, mauvaise ou mal réglée.

Elle débute par le manque d'appétit, le dégoût des aliments et en particulier de la viande et l'envie de dormir après le repas ; puis vient une lassitude générale accompagnée de courbature, de douleurs de tête et quelquefois de fièvre. La bouche est mauvaise, l'haleine fétide, la langue est chargée, les renvois sont acides et le malade ressent toujours une brûlure qui va de la gorge au creux de l'estomac. La constipation survient avec des alternatives de diarrhée plus ou moins violente.

DYSPEPSIE

Ce nom provient de deux mots grecs qui signifient digestion difficile.

La dyspepsie est un mauvais fonctionnement de l'estomac qui a pour effet de ralentir la digestion et même de l'arrêter. L'appétit diminue ou augmente exagérément ; la soif est constante ; l'estomac paraît toujours trop plein et tendu, pesant. La digestion pénible provoque des douleurs, vives ou sourdes, une somnolence invincible, le hoquet, des bâillements ininterrompus, des bouffées de chaleur. Les renvois sont fréquents, acides ; des vomissements d'aliments à moitié digérés ont lieu. Une sensation de brûlure rend douloureux tout le creux de l'estomac, à tel point que l'on ne peut quelquefois supporter aucun vêtement. L'intestin lui-même se ressent de l'affection stomacale, soit sous forme de constipation, soit par de la diarrhée.

Le sommeil est agité par des cauchemars et de très courte durée, le malade maigrit, devient triste, méchant et vivement irritable. L'anémie et, par suite la tuberculose s'emparent de lui et il devient ainsi une proie facile pour le bacille de Koch.

9

Causes

Les causes générales sont : en premier lieu, les excès quels qu'ils soient (table, travail, chagrins, etc.), l'alimentation défectueuse, irrégulière ; l'excès dans l'emploi journalier des condiments, épices, moutarde, le tabac, le thé, certains médicaments, certaines émanations, etc., etc.

DILATATION DE L'ESTOMAC

L'estomac se dilate après chaque repas, car, lorsqu'il est vide, ses parois se touchent ; ce fait est normal et après le repas, la cavité stomacale reprend son volume ; mais il arrive que, même sans contenir d'aliments, l'estomac reste tendu et volumineux. C'est alors là la véritable dilatation.

Cette affection est d'une fréquence inouïe et, par les douleurs qu'elle provoque, elle est insupportable : l'estomac, qui arrive quelquefois à occuper une très grande partie de la cavité intestinale, refoule et comprime tous les organes (foie, rate, etc.), dont il arrête le fonctionnement. Les aliments stationnent dans l'estomac pendant plusieurs jours, forment des gaz putrides qui causent des renvois infects. Les vomissements contiennent souvent du sang ou des aliments absorbés depuis plusieurs jours, tandis que ceux du jour sont gardés. Les malades sont constipés ou ont la diarrhée. Une sorte d'empoisonnement se produit, lequel se manifeste par l'urticaire, de l'acné, de l'eczéma. La respiration est gênée par la compression que l'estomac dilaté exerce sur le cœur et les poumons, au point de produire de la bronchite, de l'asthme ; le malade est ballonné, somnolent ; son visage est congestionné, sa langue est chargée et l'haleine est fétide.

Causes

Les causes ordinaires sont : la dyspepsie, la fatigue ou l'usure de l'estomac, les maladies nerveuses, la tuberculose ou phtisie, etc.

GASTRITE

Aiguë ou chronique, cette maladie a les mêmes symptômes que l'embarras gastrique ; mais l'estomac est plus sensible, la douleur ou crampe disparaît après vomissement. Le malade a le vertige puis des maux de tête. L'appétit disparaît et la soif augmente, le malade maigrit, devient sombre. Les vomissements se composent des aliments qui ne sont pas tolérés ou de liquide visqueux incolore ou jaunâtre, quelquefois sanguinolents (pituite, lorsqu'ils ont lieu le matin).

Causes

Les causes sont innombrables : excès de table, de boissons, irrégularité des repas, fatigue, abus des purgatifs, du tabac, des liqueurs alcooliques, etc., etc.

GASTRALGIE

Cette affection, appelée encore crampe d'estomac est une névralgie stomacale qui débute par une contraction douloureuse au creux de l'estomac. Le malade est quelquefois ballonné, ou, au contraire, l'estomac semble se resserrer. L'agitation, les palpitations surviennent, les mains et les pieds se refroidissent ; le délire avec hallucination se produit, accompagné des convulsions. La langue n'est pas chargée, les renvois ne sont pas odorants ; le malade supporte des aliments même indigestes qui calment la douleur.

Causes

Les causes en sont : l'état nerveux, la privation ou les excès de nourriture, l'abus des liqueurs, du café, la neurasthénie, la tuberculose, les troubles des époques, la grossesse.

ENTÉRITE

C'est une affection de la muqueuse intestinale qui atteint tout ou partie de l'intestin et se répercute quelquefois sur l'estomac (gastro-entérite). Le ventre est sensible, la digestion lente et difficile ; les selles accompagnées de coliques sont fréquentes et de couleurs très diverses, contenant par hasard des aliments non digérés. Une lassitude s'en suit, le malade maigrit et perd ses forces.

Causes

Alimentation exagérée ou de mauvaise qualité, émotions vives, peur, fièvres éruptives (rougeole, scarlatine).

CONSTIPATION

La constipation n'est pas, à vrai dire, une maladie, mais plutôt la manifestation d'un mauvais fonctionnement de l'intestin et de l'estomac. Elle aggrave toutes les affections en général, dont souvent, même, elle est la cause parce que, l'intestin n'expulsant pas les résidus de la digestion, il se produit une intoxication lente.

Toutes les maladies sont tributaires de cette constipation dont les effets funestes mettent l'organisme dans un état d'infériorité pour lutter contre les affections quelles qu'elles soient.

Il a déjà été question de cette affection et du moyen de la combattre dans la première partie, page 41.

Consultations Gratuites et Renseignements
à l'INSTITUT MÉDICAL

89, rue Lafayette (métro Poissonnière)

Lundi, mercredi, vendredi, de 3 heures à 5 heures
Jeudi soir à 8 heures.

(Les malades sont reçus séparément)

CONSULTATIONS GRATUITES PAR CORRESPONDANCE
(Demander le questionnaire à remplir)

L'institut est ouvert pour la vente tous les jours non fériés de 8 h. à midi et de 1 h. à 7 h. Fermé dimanches et fêtes.

CHAPITRE II

LES REMÈDES

En plus du régime alimentaire qui varie avec chaque affection, notre méthode comprend un Elixir et des cachets digestifs.

Les agents digestifs les plus actifs qui composent ces produits sont : la pepsine, la pancréatine, la diastase, la papaïne. Ce sont des substances capables de faire fermenter ou de décomposer les aliments en matières assimilables, c'est-à-dire capables d'être absorbées par l'organisme. Comme tous les ferments, ces produits sont très susceptibles : un petit excès de chaleur, d'acidité, d'alcalinité, etc., en annihile la puissance et leur absorption ne produit dans ce cas aucun effet. Il faut donc pour les préparer, et les conserver avec leur maximum d'efficacité, de très grandes précautions auxquelles nous sommes arrivé après de nombreux essais.

La *pepsine* est retirée des caillettes de veau, porc ou mouton. C'est la base du suc gastrique. Elle est très altérable et de conservation difficile. Il faut donc, non seulement un procédé spécial pour la fabrication, mais aussi une grande fraîcheur du produit pour en obtenir un effet certain. La pepsine digère les albuminoïdes.

La *pancréatine*, qui digère les féculents et émulsionne les graisses, est retirée des pancréas frais des mêmes animaux. Elle digère tous les corps gras et les féculents.

La *diastase* ou malt est retirée de l'orge qui a subi une légère germination. C'est elle qui dans la préparation de la bière établit la fermentation.

La *papaïne* ou pepsine végétale est extraite du Carica papaya. Elle possède les mêmes propriétés que la pepsine.

Mode d'emploi
(Sauf avis contraire de notre part)

L'elixir se prendra de la façon suivante : une mesure pleine entièrement au milieu de chaque repas principal.

Les cachets devront être employés au milieu du repas ou vers la fin.

En cas de digestion pénible et pendant les premiers temps du traitement, en prendre un second une heure après le premier.

NOURRITURE ET RÉGIME

Il est tout naturel que ce point a une importance extrême dans le traitement des affections du tube digestif — Tel aliment, qui est indiqué dans un cas, ne l'est pas dans un autre et il importe de faire une sélection sérieuse parmi ceux qui devront être employés.

Au premier rang de ceux-ci, nous mettrons le lait et les œufs qui conviennent à peu près toujours. Les purées de légumes ou les farines viennent ensuite. Puis les légumes cuits et enfin les viandes blanches. Le vin ne devra que rarement être employé ; dans tous les cas, jamais pur. Les liqueurs, le café et le tabac seront supprimés.

Nous ne pouvons indiquer de régime précis, celui-ci variant avec chaque affection. Nous le prescrirons à tous les malades qui auront recours à nos soins ou qui viendront à nos consultations.

La fatigue, les exercices violents ou (surtout après les repas) les excès de travail, les veillées, etc., devront être évités. Un exercice modéré après le repas, une distraction sont très salutaires.

LABORATOIRE SPÉCIAL
D'ANALYSES CHIMIQUES ET BACTÉRIOLOGIQUES

1° Urine

L'examen de l'urine, étant un moyen très sûr de diagnotic, se fait *gratuitement* chaque fois que les malades qui ont recours à nos consultations nous le demandent ou lorsque nous le jugeons nécessaire pour nous éclairer sur leur affection ou les progrès obtenus par notre traitement.

L'analyse complète d'urine (dosage du sucre, de l'albumine, examen microscopique, etc.) . . . 10 fr.

Dosage du sucre . . . . 5 fr.

— de l'albumine. . . . . 5 fr.

Pour une analyse complète, il faut recueillir l'urine de 24 heures, la mettre dans des flacons bien propres et nous adresser le tout par colis postal à domicile et franco. Pour un simple examen, un petit flacon d'urine du matin suffit.

2° Crachats

Comme pour l'urine et dans les mêmes cas, un examen succinct est fait gratuitement.

Examen complet des crachats avec détermination du bacille de la tuberculose (bacille de Koch). . . 10 fr.

Pour recueillir un crachat il suffit de prendre un petit flacon bien propre, lavé à l'eau bouillie et, après l'avoir bien bouché, nous l'adresser par la poste.

Nous nous chargeons également de toutes les analyses ou examens (sang, lait, etc.), que nos clients voudront bien nous soumettre, les priant de nous demander au préalable les prix et la quantité des matières à nous faire parvenir.

N.-B. — Chaque ordre doit être accompagné d'un mandat-poste conforme au prix ci-dessus, au nom de M. le directeur de l'Institut médical, 89, rue Lafayette, Paris (9°).

Toutes les matières à examiner doivent nous être adressées à domicile et franco.

EXPÉDITIONS

Chaque commande doit être accompagnée de son montant et des frais de port en mandat, bon de poste, ou chèque sur une banque de Paris et adressée à **M. le Directeur de l'Institut Médical Martin Toms, 89, rue Lafayette, Paris IX**.

Les envois contre remboursement sont plus onéreux et nous engageons nos clients à préférer le mandat à ce mode d'expédition.

Nos caisses ne portent aucun signe extérieur indiquant leur contenu et tous nos colis doivent parvenir scellés au moyen d'un plomb et entourés d'une corde avec un seul nœud.

Les colis sont expédiés en très bon état et voyagent aux risques et périls des destinataires. Il importe donc de bien vérifier nos caisses à l'arrivée et de n'accepter les colis qu'après constatation de leur parfait état.

Les envois par poste sont toujours recommandés.

Nos clients sont priés de mentionner leur adresse exacte dans chacune de leurs lettres et de nous indiquer toujours la gare qui les dessert. Dans le cas contraire, nous ferons les expéditions pour le mieux, déclinant toute responsabilité.

FRANCE

Les produits dont le port n'est pas indiqué par la poste ne peuvent être expédiés que par colis postal.

Pour les commandes inférieures à **dix fr.**, ajouter :

0 60 pour colis en gare,

0 85 pour colis à domicile.

Au-dessus de **dix francs**, franco de port en gare.

Les frais de remboursement (0 85) sont à la charge du destinataire.

CORSE, ALGÉRIE, TUNISIE

Par la poste, mêmes conditions qu'en France.
Pour les commandes inférieures à **dix fr.**, ajouter :

    1 »   pour colis en gare,
    1 25   pour colis à domicile.

Au-dessus de **dix francs**, franco de port en gare.
Les frais de remboursement **(0 85)** sont à la charge du destinataire.

COLONIES FRANÇAISES

Il n'est pas fait d'expéditions contre remboursement.
Pour les commandes inférieures à **vingt francs,** ajouter au prix des produits :

La Réunion . .		
Madagascar . .		
Comores . . .		
Inde française .		
Congo	**3 fr.**	
Dahomey . . .		
Guadeloupe . .		
Martinique . .		
Guyane française		

Somalis		
Sénégal		
Soudan	**2 fr.**	
Guinée		
Cochinchine		
Annam		
Nouvelle-Calédonie . .	**4 fr.**	
Tonkin		
Cambodge		

Au-dessus de **vingt francs** franco de port. Les objets pouvant s'expédier par poste le sont au même prix qu'en France.

ÉTRANGER

Pour les produits pouvant être expédiés par la poste, il y a **0 fr. 15** à ajouter au prix pour la France.

Somme à ajouter au prix des produits pour le transport en :

	COMMANDES INFÉRIEURES à 20 fr.	COMMANDES SUPÉRIEURES à 20 fr.
Allemagne	1 »	franco
Angleterre et Jersey .	2 »	2 »
Autriche-Hongrie . .	1 50	franco
Argentine (république)	3 25	5 »
Bolivie	4 »	7 »
Brésil	3 50	6 »
Bulgarie	2 75	3 25
Canada	5 »	8 »
Chili.	3 »	5 »
Chine	3 »	4 »
Colombie	3 75	6 »
Danemark	1 50	1 50
Egypte	1 75	2 »
Etats-Unis	2 »	3 »
Espagne et Portugal .	1 25	franco
Grèce	2 »	3 »
Italie	1 25	franco
Japon	3 »	5 »
Luxembourg . . .	» 75	franco
Maroc	1 50	franco
Norwége	1 75	franco
Roumanie	2 25	2 75
Russie	2 25	2 75
Serbie	1 70	franco
Suède	2 50	3 »
Suisse	1 »	franco
Turquie d'Europe . .	1 50	1 50
— d'Asie . . .	3 »	4 »
Vénézuéla	3 75	4 50

Au-dessus de **50** fr., franco dans tous les pays de l'union postale.

Il n'est pas fait d'expédition contre remboursement.

PRIX

Baume pectoral avec onguent résineux. *la boîte*	6	»
La série de 7 boîtes	38	»
Elixir tonique . . . . *le flacon.*	5	»
Poudre contre la diarrhée. . . . *la boîte.*	1	50
— — (franco par la poste).	1	70
Pilules Laxo purgatives . . . *la boîte.*	1	50
— — (franco par la poste).	1	65
Pilules contre les crachements de sang.	1	50
— — (franco par la poste).	1	65
Pâte pectorale . . . . *la boîte.*	1	50
— (franco par la poste).	1	70
Glycéro-phosphate de chaux granulé. *flacon*	4	»
Poudre fumigatoire . . . . . *la boîte.*	2	50
— (franco par la poste).	2	75
Cachets fébrifuges. . . . . . *la boîte.*	3	50
— — (franco par la poste).	3	85
Nutritif simple . . . . *la boîte.*	2	50
— chocolaté . . . . . . — .	3	»
Suc de viande . . . . *le pot.*	2	50
— — (franco par la poste).	2	80
Topique vésicant . . . *la boîte de deux.*	2	»
— — (franco par la poste).	2	30
Poudre antiseptique . . . . . *la boîte.*	1	50
— — (franco par la poste).	1	80
Dépuratif végétal . . . . . *le flacon.*	5	»
La série de 7 flacons.	30	»
Pommade . . . . *le pot.*	2	50
— (franco par la poste).	2	80
Elixir digestif . . . . . . *le flacon.*	5	»
Cachets digestifs . . . . . *la boîte.*	2	50
— — (franco par la poste).	2	75

Méfiez-vous des Contrefaçons

Dans ce siècle de concurrence effrénée, tous les bons produits sont contrefaits et, pour rendre cette fraude très difficile, nous avons adopté la marque de fabrique ci-dessous qui doit figurer ainsi que la signature sur tous nos produits.

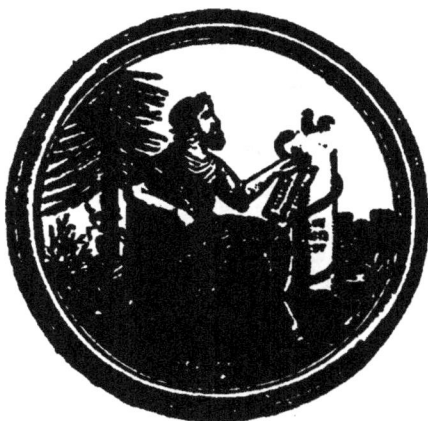

Marque déposée au Tribunal de Commerce de la Seine.

AVIS IMPORTANT

Pour rendre toute fraude impossible, nous ne saurions trop recommander aux malades qui désirent suivre notre traitement de s'adresser directement à l'Institut, *89, rue Lafayette, à Paris.*

Nos remèdes sont toujours mis dans des flacons neufs. Ceux qui ont servi ne sont pas repris et nous prions nos clients de les détruire.

RÉCOMPENSES

Les Produits **MARTIN TOMS** ont obtenu les récompenses suivantes :

Au Grand Concours des Lauréats de France, à Londres, à l'Exposition médicale de Madrid et à l'Exposition Commerciale et Industrielle de Bruxelles (1892)

LES DIPLOMES D'HONNEUR

Aux Expositions sanitaires de Tunis et d'Ostende, où des Professeurs et des Docteurs étaient chargés d'examiner la valeur de ces remèdes :

LES DIPLOMES & LES MEDAILLES D'OR

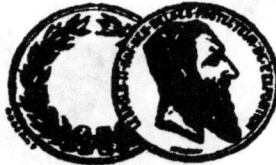

Bruxelles 1892.

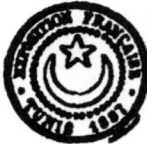

Tunis

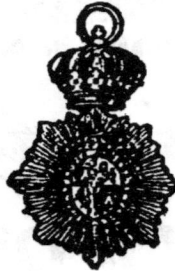

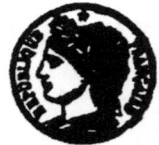

1887.

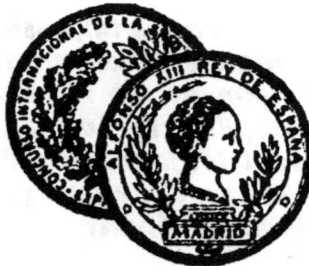

Madrid 1890.

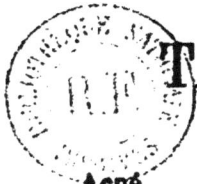

TABLE ALPHABÉTIQUE

Nous recevrons avec reconnaissance les adresses des malades atteints de la poitrine que l'on voudra bien nous indiquer et nous prions nos clients de communiquer ce livre à ceux de leurs amis et connaissances susceptibles de suivre le traitement. C'est un moyen de leur rendre service tout en travaillant à faire connaître un remède auquel tant de malades doivent la vie.

Voir l'*Avis important* à la fin du volume.

TABLE DES MATIÈRES

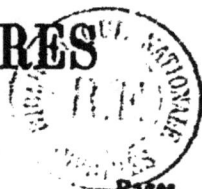

DEUXIÈME PARTIE

LES MALADIES DE LA PEAU

TROISIÈME PARTIE

MADADIES DE L'ESTOMAC ET DE L'INTESTIN

PRIVAS. — IMPRIMERIE CENTRALE DE L'ARDÈCHE.

AVIS IMPORTANT

———✖———

Si vous connaissiez des personnes atteintes d'affections de l'appareil respiratoire (asthme, bronchite, laryngite, tuberculose, etc.) et auxquelles vous supposez que le traitement **Martins Toma** *puisse être utile, nous vous prions, pour leur rendre service et dans un but charitable, de vouloir bien nous indiquer ci-dessous leur adresse. Un traité semblable à celui-ci leur sera envoyé et nous ne mentionnerons votre nom que si vous le désirez.*

NOMS ET PRÉNOMS	PROFESSIONS	RUES ET NUMÉROS	VILLES	DÉPARTEMENTS

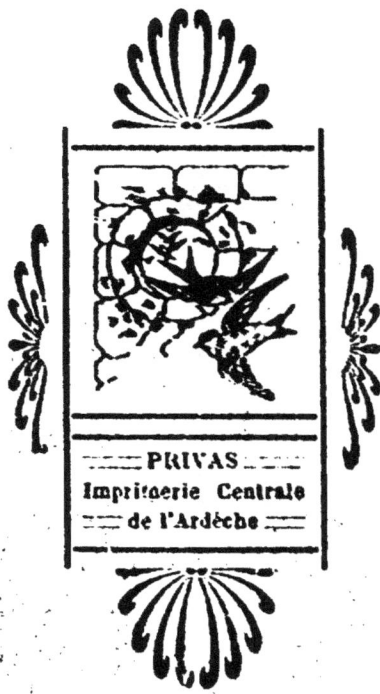

PRIVAS
Imprimerie Centrale
de l'Ardèche

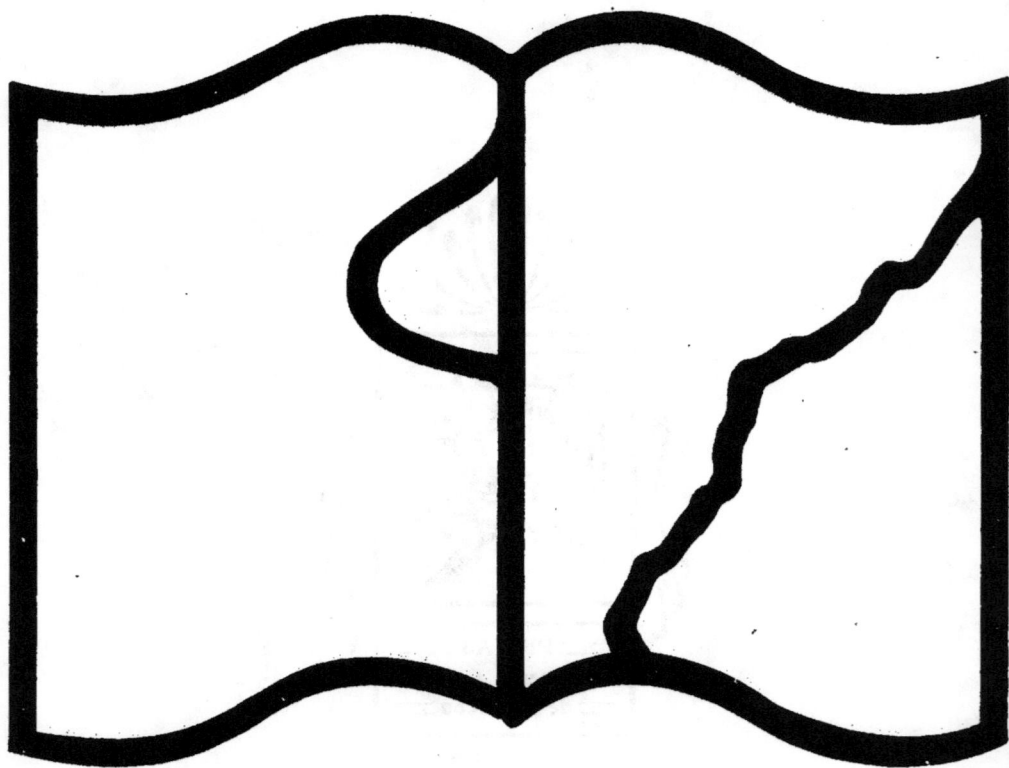

Texte détérioré — reliure défectueuse

NF Z 43-120-11